W0289327

Das Buch

Entdecken Sie die Sexgöttin in sich! Denn jede Frau hat einen sinnlichen, sexuellen Wesensanteil, dessen Botschaften sie, wenn sie aufmerksam ist, spüren kann. Wenn frau sich in einem aufregenden Kleid verführerisch und zum Flirt aufgelegt fühlt, wenn das Herz schneller schlägt, weil ein gutaussehender Mann vorübergeht oder wenn sie beim Lesen pornographischer Bücher erregt wird – das alles sind Zeichen, Mitteilungen des sinnlichen Wesens in uns.

In diesem Ratgeber finden sich jede Menge praktischer Tips, wie Sie mit der eigenen Sexgöttin Kontakt aufnehmen können. Schaffen Sie sich eine sinnliche Umgebung – mit Blumen, Parfüm, Kerzen, Räucherstäbchen, köstlichem Essen, Musik, Tanzen, sinnlicher Kleidung, anregender Lektüre oder Bildern –, und genießen Sie Ihren eigenen Körper, beispielsweise durch Atemübungen, Bewegung, warme, duftende Bäder, Konzentrationsübungen und Massagen. Denn ohne die Fähigkeit, sich selbst Genuß zu verschaffen, wird es auch nicht gelingen, die erotischen Spiele mit dem Partner wirklich zu genießen. Und wer sich sinnlich fühlt, wirkt auch auf andere anziehend!

Die Autorin

Olivia St. Claire war früher im Medienbereich tätig und arbeitet jetzt hauptberuflich als Schriftstellerin.

Olivia St. Claire

Die Venus in dir

Frauen entdecken Lust und Sinnlichkeit

Aus dem Amerikanischen von
Ulrike Bischoff

Deutsche Erstausgabe

WILHELM HEYNE VERLAG
MÜNCHEN

HEYNE ALLGEMEINE REIHE
Nr. 01/10664

Titel der Originalausgabe
UNLEASHING THE SEX GODDESS
IN EVERY WOMAN

Besuchen Sie uns im Internet:
http://www.heyne.de

Umwelthinweis:
Das Buch wurde auf chlor- und säurefreiem
Papier gedruckt.

3. Auflage

Redaktion: Birgit Groll

Copyright © 1995 by Sakkarra, Inc.
Published by Arrangement with the Author
All rights reserved.
Copyright © 1998 der deutschen Ausgabe
by Wilhelm Heyne Verlag GmbH & Co. KG, München
Printed in Germany 1999
Umschlagillustration: Gruner + Jahr Fotoservice/photonica
Umschlaggestaltung: Atelier Ingrid Schütz, München
Satz: Schaber Datentechnik, Wels
Druck und Bindung: Elsnerdruck, Berlin

ISBN 3-453-13752-3

INHALT

ANHANG

Gewidmet den sinnlichen Göttinnen
der Geschichte und des Himmels – besonders
Aphrodite, Kleopatra, den Wolkenfeen,
der kosmischen Yoni, den
Djanggawo-Schwestern, Hator, Inanna,
Lilith, Mutter Erde, Nofretari,
Oshun, Pele, Sekhmet,
Shakti, der Schlangenpriesterin, White Buffalo
Woman, Wild Woman, Xochiquetzal,
den Yoginis – und der Venus in jeder Frau.

Besonderer Dank

Mein aufrichtiger Dank gilt allen Frauen und Männern, die mir Einblick in ihre intimsten Gedanken und Gefühle gewährt haben – wir alle haben viel von ihnen gelernt. Großen Dank schulde ich auch den ungewöhnlichen Frauen, die mir bei der Entstehung dieses Buches großzügig mit Unterstützung, Rat, Hilfe und Liebe zur Seite gestanden haben – Christine, Claudia, Deborah, Jane, Karen Marie, Marianne, Pamela, Paula, Sandy und Tovi; sowie all jenen, die seine Entstehung mit sachkundiger Anleitung begleitet haben – Shaye, Paula, Shima und Miko; vor allem aber danke ich Henri, meiner wilden Inspiration, der die magische Gabe besitzt, die verborgensten Tiefen meiner eigenen Venus ans Licht zu bringen.

* * * * * * * * Kapitel 1 * * * * * * * *

Die innere Venus

»Eine Frau lernt aus sich und ihrem innersten Wesen heraus, eine gute Liebhaberin zu sein. Sie braucht es nicht von einem Mann zu lernen. Sie lernt es von ihrer inneren Göttin.«

ELAINE KITTREDGE, *Masterpiece Sex*

In jeder Frau steckt eine Venus – in ihrem Herzen, ihrem Körper und in ihren Sinnen. Sie ist jene Seite in ihnen, die es erregt, erotische Literatur zu lesen oder Sexfilme zu sehen. Sie ist es, die Ihr Herz stocken läßt, wenn Sie einen attraktiven Mann in engen Jeans vorbei gehen sehen. Sie ist es, die sich schüchtern und zum Flirten aufgelegt fühlt, wenn Sie ein eng anliegendes Kleid anziehen; schließlich war es ja Ihre eigene Idee, ein solches Kleid zu tragen. Ihre innere Venus hat Sie verleitet, dieses Buch zu kaufen und erfüllt Sie mit prickelnder Vorfreude bei dem Gedanken, endlich Ihre verführerischste Seite zu entfalten.

Ob Sie Ihre Venus nun als Gefühl (etwa als geschmeidige innere Wärme), als eine der vielen Rollen, die Sie im Leben ausfüllen (als Karrierefrau, Mutter, Freundin, Ehefrau, Gastgeberin) oder als ausgeprägte Persönlichkeit (das Kind, die Kritikerin oder den Mann oder die Frau in Ihrem Inneren) erleben, immer ist sie ein starker, wichtiger und natürlicher Bestandteil Ihres wahren Wesens. Sie kennenzulernen heißt, Ihr tiefstes Inneres kennenzulernen – Ihre Überzeugungen und Wertvorstellungen, Ihre Ängste und Träume und die ganz persönliche Poesie Ihres Körpers. Das eigentlich Wunderbare an Ihrer inneren Venus ist, daß sie es auch ohne Anleitung durch andere Menschen, Bücher, Workshops oder einen Mann bereits versteht, herrlich sexy und reizvoll zu sein. Intuitiv besitzt sie die Fähigkeit, sich sexy zu *fühlen,* auch wenn Sie abgespannt, reizbar und gelangweilt sind, oder es Ihnen schlicht und einfach an Einfällen fehlt. Sie weiß genau, was Sie bei der Liebe mit Ihren Händen machen sollten; sie fragt sich nicht, ob es besser ist, seinen Rücken zu streicheln oder sein Ohr zu kitzeln, weil sie mit unbeirrbarem Instinkt das tut, was Sie und Ihren Liebhaber am meisten stimuliert.

Ihre innere Venus ist eine unerschöpfliche Quelle sexueller Energie, Ausstrahlung und Fähigkeiten. Da sie keine Scham kennt und selbstbewußt und stolz auf ihre Sinnlichkeit ist, begreift sie, daß sexy zu sein und sich sexy zu fühlen für eine Frau ein ganz natürlicher Weg ist, ihre Lebensgeister anzuregen und ihren Körper in seiner sinnlichen Ekstase lieben zu lernen. Ihre innere Venus, die Sie jedesmal spüren, wenn Ihr Haar sanft über Ihre Haut streicht oder Sie die Hüften wiegen, schwelgt in den natürlichen Gegebenheiten des Lebens und der Welt der Sinne, und je mehr Sie mit ihr in diesen natürlichen Gegebenheiten und Sinnen schwelgen, um so besser lernen Sie sie kennen; um so freizügiger genießen Sie die Lust, die Sie sich und Ihrem Liebhaber bereiten; und um so liebenswerter, mutiger und erregender werden Sie.

Ihre innere Venus lebt in den intensiven Empfindungen Ihres Körpers. Sie ist da, wenn Sie den Schimmer des Kerzenlichts auf der Rundung Ihrer Brüste genießen, den Duft einer Gardenie in Ihrem Haar, den Geschmack von Wein auf Ihren Lippen und Ihrer Zunge, das Gefühl von Sonne oder Seide auf Ihrer Haut, den Klang erregender Jazz- oder Samba-Musik, den Luxus eines warmen Schaumbads oder einer Ganzkörpermassage und die lustvoll prickelnde Wärme beim Sex allein oder mit einem Partner. All diese körperlichen Empfindungen sind Türen zu der reichen Welt sinnlicher Romantik und Lust.

Wir Frauen besitzen die natürliche Gabe, Romantik, Liebe und Sexualität zu einer magischen Kunstform zu gestalten. Allein schon die verlockend weichen Rundungen unseres Körpers sind wie geschaffen für höchste Lust. Wußten Sie zum Beispiel, daß wir Frauen die einzigen Lebewesen mit einem hochempfindlichen Organ sind, das einzig und allein der sexuellen Lust dient?

Doch obwohl wir all diese natürlichen erotischen Gaben besitzen, haben wir es nie gelernt, mit unserer inneren Sexualität in Einklang zu stehen und sie zum Ausdruck zu bringen. Wir waren unbeholfen, verlegen und fühlten uns sogar vom kostbarsten und lebendigsten Teil unseres Wesens abgeschnitten. In vielen alten Kulturen ist das anders – zum Beispiel bei den Ureinwohnern von Amerika, den Schwarzafrikanern, den indischen Tantrikern und einigen fernöstlichen Gesellschaften, um nur einige zu nennen. Da diese Traditionen großen Wert darauf legen, sexuelle Lust und Fertigkeiten auf eine geheiligte, liebevolle Weise zu fördern, lassen sie junge Menschen oft sogar von speziell ausgebildeten Mentoren unterweisen und anleiten, um die Schönheit und Herrlichkeit ihres Körpers zu würdigen und ihren zukünftigen Partnern – und sich selbst – höchste Sinneslust zu bereiten.

Menschen dieser Kulturen, die mit ihren inneren Liebesgöttern und -göttinnen in natürlicher Harmonie leben, glauben, daß Sexualität eine göttliche Gabe ist, und lernen, ihre Körper mit größtem Respekt und Achtung zu behandeln. Wir wären gut beraten, von ihnen zu lernen.

Die natürlichen Gegebenheiten des Lebens

Alte Kulturen, die in engerer Verbindung zur Erde lebten und die Zyklen der Natur mit Ritualen begingen, lebten in größerer Harmonie mit den Sinnen und den Gegebenheiten des Lebens als unsere moderne ›zivilisierte‹ Gesellschaft. Ihre unkomplizierte Lebensweise und ihr natürlicher Glaube an das göttliche Wesen der Pflanzen, Tiere, Elemente und des Lebens selbst ermöglichte es ihnen, mit ihrer Sinnlichkeit vertrauter zu sein – und praktisch ohne Verbote zu leben. Für sie war Sexualität ein natürlicher Teil der Schöpfung, und ihre Geschlechtsorgane waren ein Gefäß der heiligen Lebenskraft. So zeigt zum Beispiel eine Höhlenzeichnung aus der Steinzeit einen Mann mit Bogen; sein Penis ist mit den Genitalien einer Frau durch eine durchgehende ›Kraftlinie‹ verbunden, die ausdrückt, daß die Frau dem Mann rituell die Kraft verlieh, zur Jagd zu gehen – archetypische Rollen, die diese Menschen der Frühzeit in ihrem Alltag lebten. Im alten Indien verwandelten sich Männer und Frauen in Götter und Göttinnen, meditierten, salbten sich gegenseitig, tranken heiligen Trank, sprachen Mantras über ihre Körper und vereinten sich in rituellem Liebesspiel, um Erleuchtung zu erlangen. Andere vorpatriarchalische Religionen verehrten in ihren Zeremonien Fruchtbarkeit, Schöpfung und Sexualität als unterschiedliche Aspekte derselben göttlichen Kraft. In den heidnisch-keltischen Beltane-Riten, die in Irland und Schottland am 1. Mai begangen wurden, feierten die Menschen mit hemmungslosem rituell-sexuellen Treiben symbolisch die Fruchtbarkeit der Erde im Frühjahr, und bei den Sonnwendfeiern würdigten sie mit dem Pflanzen und Ernten der Feldfrüchte die Gaben des sinnlichen, üppigen Körpers der Erdgöttin.

Die Frauen all dieser Kulturen besaßen ein tiefes Verständnis, daß die Macht und göttliche Sexualität des weiblichen Prinzips nicht nur in der Erde, den Elementen, den Tieren und den Göttinnen wohnte, die ihr Volk verehrte, sondern auch in ihren eigenen Geschlechtsorganen und Instinkten, in Geruch und Geschmack ihrer fleischlichen Körper und in den natürlichen Gegebenheiten ihres Lebens. Die Frau und ihre individuelle Liebesgöttin lebten tagtäglich in engem Austausch miteinander, gingen mühelos vom Ehebett zum Herd über, von dort zum Fruchtbarkeitsritus, zum Stammesrat, zur Getreideernte, zur feierlichen Entbindung und wieder zurück. Obwohl wir einen jahrhundertelangen Kulturprozeß und erstickende moralische Konventionen zu überwinden haben, können auch wir zu den natürlichen Liebesgöttinnen werden, als die diese Frauen geboren und aufgewachsen sind. Wenn wir unseren Körper und seine Lust kennen, achten und lieben lernen, wie sie es getan haben, werden wir unsere Sexualität nicht länger als etwas sehen, das von unserem Alltags-Ich völlig getrennt ist. Denn mit Wissen, Achtung und Liebe stellen sich auch Kraft, Respekt, Verantwortung und Kontrolle ein – und die jeder Frau eigene natürliche Ausdrucksweise ihrer lustvollen, anmutigen Venus.

Die Ihnen eigene Art zu finden, verführerisch zu sein, bedeutet die bislang unbekannten Bereiche Ihres Körpers, Ihrer Sinne und Ihrer heißblütigen Fantasie zu erkunden. In jenem berauschenden Reich der Selbsterkenntnis und eigenen Lust erwartet Sie Ihre innere Venus. In unserem Bemühen, sie kennenzulernen, werden wir viele verschiedene Wege der Lust erforschen, auf denen Sie sie finden und befreien können:

- Verwandeln Sie Lesen, Schreiben, Atmen, Zur-Arbeit-Gehen und Kleidertragen in Aphrodisiaka Ihrer Sinne.

- Schwelgen Sie im kreativen Solospiel mit Ihrer eigenen Erotik und Lust.
- Führen Sie erhellende Gespräche mit Ihrer inneren Venus.
- Erkunden und erotisieren Sie jeden Zentimeter Ihres Körpers.
- Erfinden und genießen Sie lüsterne Fantasien, Träume und Visionen.
- Entdecken Sie neue G-Punkte und Liebestalente.
- Erleben Sie eine Fülle erschütternder Orgasmen.
- Spielen Sie mit erotischen Utensilien, Hilfsmitteln und Kleidern.
- Erleben Sie leidenschaftliche Liebe mit Ihrem Partner.

Doch bevor wir uns auf den Weg zur körperlichen Sinnlichkeit machen, sollten wir einige einfache, aber äußerst fruchtbare *mentale* Zugänge zu Ihrem Reich der Sinne erkunden. Da Ihre Sexualität nicht nur in den fünf Sinnen Ihres Körpers, sondern auch in den inneren Sinnen Ihrer Seele und Ihres Herzens liegt, beginnt die Reise zu Ihrer inneren Venus nicht mit Ihrem Liebhaber oder einer esoterischen Technik, sondern im Bereich Ihrer intimsten Fantasien, Wünsche, Tagträume und Vorstellungen, wer Sie sind. Experimentieren Sie mit folgenden Vorschlägen und finden Sie heraus, welche Sie ansprechen.

Der tägliche Dialog

Fragen Sie Ihre innere Venus den ganzen Tag über, wie sie die Dinge angehen würde. Tun Sie einfach so, als gäbe es in Ihnen ein Wesen, das weiß, wie es auf angemessene und natürliche Weise sexy sein kann, und unterhalten Sie sich mit ihm. Fragen Sie es: »Wie würdest du dich heute morgen anziehen, über die Straße gehen, mit diesem Mann sprechen, deine Hüften bewegen, tanzen, dich schminken, dein Haar tragen? Wie würdest du dafür sorgen, daß du dich sexy *fühlst*? Wie würdest du dir Lust bereiten? Welche Utensilien würdest du benutzen? Wie würdest du reagieren? Welchen Mann würdest du dir aussuchen? Welche Liebesspiele würdest du mit ihm machen? Was würdest du mit deiner Hand tun?« Vielleicht würde es das konservative Outfit, das Sie tragen, mit einem Seidenschal ergänzen. Vielleicht würde es lieber durch den Park, der die Sinne anregt, zur Arbeit gehen, statt den Bus zu nehmen. Vielleicht würde es in der Küche Tango tanzen, statt zur Gymnastik zu gehen. Befolgen Sie seinen Rat und schauen Sie, wohin es Sie führt.

Tagebuch

Fangen Sie an, für Ihre innere Venus Tagebuch zu führen. Versetzen Sie sich in sie hinein und halten Sie fest, was Sie mit Ihren Augen sehen, mit Ihren Ohren hören, mit Ihren Gefühlen empfinden, mit Ihren Gedanken denken und mit Ihrem Körper tun. Lassen Sie sie über das schreiben, was sie gern täte, wie sie sich Ihre Beziehung zu ihr vorstellt, wie sie sich empfindet und wie sie sich gern zum Ausdruck bringen würde. Fragen Sie sie nach Ihrer Sexualität und lauschen Sie in sich hinein auf ihre Antworten.

Mich ließ meine innere Venus in einer solchen Situation einmal schreiben, wenn ich in jeder Zärtlichkeit mein Augenmerk nicht in erster Linie auf mein aktives Verhalten, sondern wie sie hauptsächlich auf meine Sinneseindrücke richtete, erhielten sie eine völlig neue Bedeutung. Wenn Sie zum Beispiel Ihren Liebhaber küssen, denken Sie nicht daran, was Sie ihm mit Ihren Lippen geben, sondern konzentrieren Sie sich auf die Weichheit seiner Lippen, nehmen Sie die weiche Oberfläche seiner Nackenhaut in sich auf, erleben Sie die harte, runde Kraft seiner Finger, wenn Sie an ihnen saugen. Sie sagte mir: Schließ die Augen und konzentriere dich darauf, das Wesen deines Liebhabers zu trinken. So sehr ich mich auch auf die vielen Nuancen der körperlichen Liebe eingestimmt hatte, wäre mir doch nie in den Sinn gekommen, das Küssen so zu sehen. Doch als ich ein Tagebuch meiner inneren Venus führte, förderte es eine wunderbare neue Perspektive zutage, die ich seither begierig in mein Liebesleben einbezogen habe. Finden Sie heraus, welche Einsichten Sie erwarten, wenn Sie Ihrer inneren Venus begegnen.

Körperwissen

Eine besonders sinnliche Frau aus meinem Bekanntenkreis sagte einmal: »Mit meiner Sexualität in Verbindung zu stehen, bedeutet für mich, bewußt eine Art magnetischen, erdigen Gefühls zu kultivieren. Ich konzentriere mich voll und ganz auf meinen Körper und nutze sämtliche Instinkte und Empfindungen, um die elektromagnetische Energie, die um mich her pulsiert, wirklich zu spüren. Ich stelle mir vor, eine wilde Kreatur der Erde zu sein, eine Wölfin, und die Geheimnisse des Mondes zu kennen. In solchen Augenblicken fühle ich mich wie ein ungebändigtes, exotisches Tier und nutze mein Körperwissen, um mich sinnlich in einer natürlichen Welt zu bewegen. In solchen Momenten ist meine innere Venus am lebendigsten.«

Um ein noch tieferes Gespür für das wilde Wesen in Ihnen zu bekommen, das eng mit Ihrer inneren Venus verwandt ist, empfehle ich Clarissa Pinkola Estés' hervorragendes Buch *Die Wolfsfrau.* Diese beiden inneren – sinnlichen, spannungsreichen und instinktiven – Archetypen sind von einem starken Körperbewußtsein geprägt.

Innere Filme

Nutzen Sie die Leinwand Ihrer Fantasie, um sich Ihre innere Venus auszumalen. Es mag Sie überraschen, wer oder was da zum Vorschein kommt. Machen Sie es sich bequem. Schließen Sie die Augen, und atmen Sie tief durch. Entspannen Sie sich, und gehen Sie in sich. Stellen Sie sich eine Kinoleinwand vor und bitten Sie Ihre innere Venus, sich darauf zu zeigen. Vielleicht erscheint sie sofort als ganze Person, vielleicht taucht aber auch zuerst nur ein Fuß, ein Knöchel, ein Bein und so weiter auf. Wie sieht sie aus? Wie kleidet, wie bewegt sie sich? Ist sie eine Königin aus alter Zeit in fließenden Gewändern oder eine Frau von heute in nüchternem Kostüm mit Leopardenslip darunter? Beobachten Sie, was sie tut. Macht Sie etwas anders als Sie? Welche Art von Parfüm benutzt sie? Wie verhält sie sich Männern gegenüber, verbal und nonverbal? Wie benimmt sie sich an Ihrem Arbeitsplatz, zu Hause, in der Schule, in der Nachbarschaft? Wie nennt sie sich selbst – zieht sie vielleicht Angelique Ihrem üblichen Anne vor? Fragen Sie sie, wie Sie zuverlässig, geschickt und angemessen mit ihr Verbindung aufnehmen können, und zwar schnell und einfach, wann immer Sie sie brauchen. Fordern Sie sie auf, sich bei der Liebe allein oder mit Ihrem Partner zu Ihnen zu gesellen. Danken Sie ihr, daß Sie sich Ihnen gezeigt hat, und schenken Sie ihr etwas. Lassen Sie sich von ihr ein symbolisches Geschenk geben, und achten Sie gut darauf, was es ist, denn sie wird Ihnen mit diesem inneren Geschenk sicher etwas mitteilen wollen.

Ihre innere Venus mag ihr äußeres Erscheinungsbild von Tag zu Tag verändern. Manchmal erscheint meine als wunderschöne nackte griechische Göttin und manchmal als große kosmische Yoni (in der Überlieferung des Tantra bedeutet Yoni ›Vulva‹), die Quelle der Ekstase, Sinnlichkeit und Weiblichkeit. Sie hat mir schon verschiedene symbolische Geschenke gemacht, unter anderem einen goldenen Schlüssel (den Schlüssel zu jedem meiner Sinne oder jeder Erfahrung, der ich mich öffnen will), die Marmorskulptur einer Brust (als Darstellung der weiblichen Eigenschaften des Nährens und der sinnlichen Schönheit) und einen String-Slip mit Leopardenmuster, der mich daran erinnert, lüstern zu sein und Spaß zu haben. Meine Bekannte Pat, eine leitende Angestellte, erzählte mir, daß ihre innere Venus wie Catwoman aussieht und sie immer ermahnt, sich aufreizender zu verhalten und alles im Leben auszukosten. Eine andere Freundin sagte mir, daß ihre innere Venus aussieht wie Marilyn Monroe, sich Lolita nennt und oft auftaucht, wenn sie mit ihrem Mann beim Liebesspiel ist, um ihr die verborgenen erogenen Zonen am Körper ihres Mannes zu zeigen, indem sie sie mit ihrem roten Schmollmund küßt. Für meine Freundin Georgia ist ihre innere Venus eher wie eine farbige Energiekugel, manchmal pink, manchmal türkis, die durch Georgias Körper treibt, ihr prickelnde Gefühle macht und ihr in ihren Träumen sexuelle Geheimnisse zuflüstert.

Mythologische Reisen

Wie der brillante Philosoph Joseph Campbell erklärte, sind Mythen oft der Schlüssel zu unserem tiefsten Inneren und mythologische Charaktere die Archetypen unserer Persönlichkeit. Sich mit den Sagen über mythologische Göttinnen der Sinnlichkeit zu beschäftigen kann Ihnen neue Erkenntnisse über Ihre eigene sexuelle Persönlichkeit vermitteln. Von den unzähligen wunderbaren erotischen Gottheiten seien hier nur einige genannt. Lesen Sie etwas über sie, denken Sie über ihre Eigenschaften nach, schauen Sie sich Abbildungen von ihnen an, ahmen Sie ihre Posen nach, bringen Sie etwas von ihren Accessoires in Ihr Alltagsleben oder führen Sie innere Gespräche mit ihnen. Beschwören Sie sie unmittelbar vor der Liebe herauf. Lassen Sie sie in Ihr Bewußtsein sickern und sich von ihnen mit der Sexualität in Ihrem tiefsten Inneren in Verbindung bringen.

Aphrodite ist die griechische Göttin der Liebe, Sinnlichkeit und Leidenschaft. Sie tritt in Ihr Leben, wenn Sie sich wahnsinnig verlieben. Als einzige Göttin, die in der griechischen Kunst nackt dargestellt wird, ist Aphrodite stolz auf ihre Nacktheit und kraftvolle Sexualität. In einer Darstellung, die sie als Aphrodite Kallipygos (Aphrodite mit dem lieblichen Hinterteil) zeigt, zieht sie scheu ihr Kleid hoch, um ihren runden Hintern zu bewundern. Rose und Lilie als Symbole der Vagina sind ihre Lieblingsblumen. Versuchen Sie, sich in ein griechisches Gewand zu hüllen, und sei es auch nur in der Fantasie, lehnen Sie sich zurück, und betrachten Sie Ihr eigenes üppiges Hinterteil. Meditieren Sie über die reife Macht dieses bezaubernd prallen menschlichen Kunstwerks, das ansonsten durchaus nüchterne Männer in einen Zustand wahnsinnigen Verlangens zu treiben vermag. Wenn Sie Aphrodite nacheifern, werden Sie zu einer majestätischen weiblichen Schönheit, die in jedem Winkel, jeder Windung und jeder Rundung ihres Körpers die magische Verwandlungskraft erotischer Liebe birgt.

Nach der semitischen Überlieferung war Lilith die erste Frau, die gleichzeitig mit Adam geschaffen wurde. Doch als Adam versuchte, sich mit ihr zu paaren, wuchsen ihr Flügel, und sie floh aus dem Paradies, um in der Wüste zu leben; später wurde sie zur Überbringerin der Landwirtschaft und Schutzgöttin der Kinder. Nun schuf Gott die gefügigere Eva. Lernen Sie aus Liliths entschlossenem Drang nach sexueller Gleichberechtigung, Unabhängigkeit und Wildheit etwas über sich selbst. Stellen Sie sich vor davonzufliegen, um einer Art von Sexualität zu entfliehen, die Sie nicht länger wollen, und eine starke neue Sinnlichkeit zu entwickeln, die Ihren ganz persönlichen Vorlieben und Talenten entspricht.

Bei den afrikanischen Yoruba ist Oshun die Göttin des Flusses, der Sinnlichkeit und der Schöpfungskraft. Während ihr Wasser sich durch die Landschaft schlängelt, schmückt sie sich mit Armbändern aus klickernden Steinen, einem Kleid aus der schönen Landschaft und einem Parfüm aus dem Duft der Wildblumen. Als Herrscherin über Kunst, Gold und Liebe ist sie für alle, die in ihren flüssigen Körper tauchen, ein sinnlicher, heilsamer Balsam. Sie ist völlig selbstgenügsam, selbstbewußt und weiß um ihre natürliche erotische Schönheit, wenn sie im silbrig-romantischen Licht des Mondes schimmert. Tauchen Sie in Ihrer Fantasie ein in ihre fließende Sinnlichkeit, und wogen, raunen und winden Sie sich wie der Fluß. Schmücken Sie sich mit Blumen, fließenden Stoffen und goldenen, klingelnden Armreifen. Schwelgen Sie in ihrer selbstgenügsamen, strömenden Erotik.

In der Überlieferung der Maya ist Xochiquetzal (Kostbare Blume) die Göttin der Blumen, Schönheit, Lust und Sexualität. In ihrer Sinnlichkeit ist sie immer lustvoll und frei und wird manchmal als Schmetterling dargestellt; die Menschen, die sie früher anbeteten, verkleideten sich oft als Kolibris oder Schmetterlinge und tanzten um ihr rosenbedecktes Bildnis. Merlin Stone, die Autorin von *When God Was a Woman* sagte: »Wenn eine Frau die Lust ihres Körpers spürte, machte das Xochiquetzal besondere Freude.« Stellen Sie sich vor, als Form ritueller Verehrung in Rosenblüten, Kolibrifedern und Schmetterlingsflügeln zu tanzen. Huldigen Sie Ihrer eigenen göttlichen Weiblichkeit, indem Sie Ihren fleischlichen Rosenknospen Lust bereiten.

Shakti ist eine Form der Großen Göttin der Hindus und symbolisiert die lebenspendende Kraft des Universums. Oft wird sie als Schlange dargestellt, die sich am menschlichen Rückgrat hinaufschlängelt und die lebenspendenden, sinnlichen Energien weckt. Männer, die das Tantra praktizierten, hofften durch die Verehrung dieser Gottheit Erleuchtung zu erlangen – und dazu gehörte auch, den Körper einer Frau als menschliche Verkörperung der Göttin anzubeten und sich in einem heiligen Akt mit ihr zu vereinen. Gleiten Sie wie eine Schlange, und spüren Sie, wie diese schlängelnde Bewegung Ihre sexuellen Instinkte weckt. Spüren Sie, wie die Schöpfungskraft des Universums sich in Ihrem Schoß entfaltet, bereit, neues Leben, neue Ideen und neue innere Verzückung zu gebären. Huldigen Sie Ihrem Körper als dem greifbaren Ausdruck aller göttlichen Weiblichkeit – des Schönen, Starken, von innen Erleuchteten, Lebenerhaltenden und Sinnlichen. Sie sind die Verkörperung der heiligen Vereinigung.

Für weitere poetische und praktische Reisen mit einer Fülle anderer Göttinnen aus vielen Kulturen und Epochen empfehle ich Hallie Iglehart Austens anregendes und hervorragend illustriertes Buch *Weibliche Spiritualität.*

Die Initiatorin

Eine andere Freundin von mir stellt sich gern vor, sie sei als verführerischste Frau der Welt anerkannt und solle einen unerfahrenen Liebhaber in die Kunst einführen, einer Frau Lust zu bereiten. Oder sie sei eine Schamanin, die einen Jungen in einer heiligen Pubertätszeremonie sexuell ins Mannesleben einführt. Oder sie sei Sharon Stone, die starke Männer dahinschmelzen läßt, wenn sie nur die Beine übereinanderschlägt oder provokativ mit einer anderen Frau tanzt. Ob sie nun in diesen Fantasien schwelgt, wenn sie an der Supermarktkasse Schlange steht, sich selbst befriedigt oder mit ihrem Liebhaber zusammen ist, für sie ist es immer ein schneller und sicherer Weg, die verführerischste Seite in sich lebendig werden zu lassen. Das ist auch kein Wunder, denn unberührte und emotional ungeweckte Männer in die berauschenden Geheimnisse des weiblichen Körpers einzuführen, ist ein machtvolles Ritual, das wir Frauen seit urdenklichen Zeiten zelebriert haben. Versuchen Sie es, und sehen Sie, ob es nicht auch in Ihnen Wunder wirkt.

Der Kern der Schönheit

Die hawaiianischen Schamanen stellen die Verbindung zu ihren inneren Reizen auf sehr ansprechende Weise her. Sie schlagen vor, sich etwas Schönes wie eine Rose, einen hübschen Stein oder ein Stück gelber Seide zu suchen, sich auf dessen Schönheit zu konzentrieren und alle Einzelheiten aufzuspüren und zu würdigen, die diese Dinge schön machen. Stellen Sie fest, welche Eigenschaften so etwas mit Ihnen gemeinsam hat. Achten Sie zum Beispiel darauf, daß die offenen Blütenblätter der Rose Ähnlichkeit mit Ihren schönen Schamlippen haben. Nehmen Sie wahr, daß der Stein ebenso viele verschiedene Seiten, Facetten und Farben hat wie Ihre vielseitige Persönlichkeit. Schwelgen Sie in der glatten Kühle der Seide, die Ihrer seidigen Haut ähnelt.

Je mehr Sie sich darauf konzentrieren, wie Schönheit sich anfühlt und die Sinne anspricht, um so mehr beginnt Ihr Unterbewußtsein, sie in Ihr Leben zu bringen, um so mehr nehmen Sie sie überall wahr, und um so mehr fangen Ihr Geist und Ihr Körper an, diese angebotenen Eigenschaften Ihrer inneren Venus nachzuahmen.

Der Tempel erotischer Liebe

Einer der wirksamsten Wege zum inneren Heiligtum Ihrer Sexualität führt direkt durch das Jadetor, wie die Chinesen es nennen – Ihre Vagina. Während die fernöstliche Kultur und das indische Tantra den weiblichen Geschlechtsorganen poetische Namen gegeben haben wie die Grotte des weißen Tigers, Honigtopf und Tal der Freude, gelten sie in der westlichen Kultur oft als etwas Unreines, das eine Frau verstecken und wofür sie sich schämen muß. Bestenfalls sehen »Frauen ihre Geschlechtsorgane als etwas Fehlendes statt als etwas Vorhandenes«, beklagt ein bekannter westlicher Gynäkologe. Antike Kulturen ehrten dagegen besonders die Vulva als Urquell des Lebens, der Lust und der spirituellen Entwicklung. In Südindien setzten die Menschen die Vulva mit der Lotusblüte gleich – der Blume der Vollkommenheit und Ewigkeit und jenes großen Nichts, aus dem alles Dasein erwächst – und rieben als Zeichen der Verehrung aus Holz geschnitzte Yonis (Vulvae). Auch Statuen und Gemälde aus Südamerika, Afrika, dem mittelalterlichen Europa und dem Australien des 20. Jahrhunderts zeigen Göttinnen, die ihre heilige Vulva majestätisch und stolz als Quelle der Fruchtbarkeit, Inspiration und des Schutzes zur Schau stellen. Viele dieser Statuen finden sich über Türen als Erinnerung, daß die Vagina buchstäblich das Tor zum Leben ist. Auf den britischen Inseln gab es noch im neunzehnten Jahrhundert in vielen Burgen und Kirchen Sheila-na-gigs, in Stein gehauene Darstellungen verspielt lächelnder Frauen, die mit gespreizten Beinen ihre Vulva präsentieren und dem Haus Segen bringen sollten. Diese Menschen glaubten klugerweise wie auch die Schamanen in Neuguinea, daß »alle Magie [von der Vagina] ausstrahlt wie die Finger von einer Hand«.

Eine solche Verehrung, Achtung und Liebe zu diesem heiligen Teil einer Frau ist ein wesentlicher Schlüssel, die im Inneren eingesperrte Venus zu befreien. Wie ein weiblicher Indiana Jones auf der Suche nach wahrer Sexualität, müssen Sie also das, was für Sie eine geheimnisvolle Leere sein mag, in einen geheiligten Tempel erotischer Liebe verwandeln.

Es gibt verschiedene Wege, diese Suche anzugehen. Sie könnten eine Liste all der wunderbaren Dinge zusammenstellen, die Ihnen zu Ihrer Vulva einfallen: Als Geburtskanal ist sie das Tor zum Leben; Männer macht sie völlig verrückt; sie verschafft höchste sexuelle Ekstase; zu ihren vielen erstaunlichen Talenten gehören große Ausdehnung, starke Kontraktion und reichliche Gleitfähigkeit; sie liegt gut verborgen; ihre Lippen sind je nach Situation provokativ vorgewölbt oder zart geschwungen. Stellen Sie sich eine ausführliche, sinnlich detaillierte Liste zusammen. Oder machen Sie folgende meditative Übung.

Huldigen Sie dem Eingang Ihres erotischen Liebestempels, indem Sie ihn einölen und pudern. Legen Sie Ihre Hände auf Schambein und Vulva, und spüren Sie die starke Energie, die diese Höhle der Schöpfung ausstrahlt. Während Sie die Muskeln Ihres Unterleibs, Ihrer Genitalien und Ihres Anus entspannen, stellen Sie sich vor, wie die Wärme und Liebe Ihrer Hände in Ihre

Vagina gezogen wird, die dunklen Räume erhellt und die Wände wie Juwelen funkeln läßt. Erleben Sie, wie dieser Innenraum sich in einen gewölbten Tempel, eine kunstvoll ausgeschmückte Moschee, einen heiligen Schrein, eine riesige Kathedrale oder die magische Höhle eines Schamanen verwandelt. Sie ist der herrliche Eingang zu den geheimnisvollen Welten der sexuellen Ekstase, der heiligen Vereinigung und der Anfänge des Lebens. Ein Freund erzählte mir einmal: »Wenn du mit einer Frau oral Liebe machst, schmiegst du deinen Kopf an die Quelle der Weiblichkeit, die Quelle des Lebens. Es ist ein heiliger Ort der Anbetung, und die Gottheit, der du huldigst, reagiert unmittelbar auf dich und vermittelt dir die jenseitigsten Empfindungen.«

Erlauben Sie sich, in Ihrem Tempel erotischer Liebe zu schwelgen. Erkunden Sie seine geheimsten Winkel, und entdecken Sie die sinnlichen Geheimnisse, die dort verborgen liegen. Vielleicht möchten Sie sich vorstellen, daß Sie eine von vielen Priesterinnen sind, die ihre Kunst gemeinsam studieren, oder daß Sie ein sexuelles Heilungsritual für einen Mann vollziehen, der die Tempelgöttin um Verjüngung gebeten hat. Lernen Sie aus diesem Tun. Bitten Sie die Göttin dieses Tempels, Ihre innere Venus, Sie von allen negativen Gefühlen zu reinigen, die Sie mit diesem heiligen Ort vielleicht verbinden, und ihn statt dessen mit Achtung und Liebe zu erfüllen. Fragen Sie sie, wie Sie sie besser kennenlernen können, und helfen Sie ihr, in Ihrem Leben stärker präsent zu sein. Stellen Sie sich nur einen Moment lang vor, die Göttin habe auf wundersame Weise in Ihnen ihre Verkörperung gefunden, und sie besäßen ihr gesamtes Wissen, ihre Majestät, ihr Charisma und ihre himmlische Erfahrung.

Versprechen Sie ihr, ihren Tempel immer zu ehren, und bitten Sie sie, Ihnen sofort und umfassend zur Verfügung zu stehen, wann immer Sie an diesen Teil von Ihnen auch nur denken. Danken Sie ihr, daß sie Sie hierher eingeladen hat, und verlassen Sie fürs erste behutsam Ihren erotischen Liebestempel. Finden Sie Ruhe in dem Wissen, daß er und Ihre innere Venus immer da sind, um Sie zu stärken, zu unterstützen und zu erotisieren.

Kapitel 2

Der Garten der Lüste

»Weil ich eine Göttin bin, werde ich
in deinen Himmel kommen und auf deiner
Wolke liegen …
Meine Höhle soll unser Himmel sein,
mein Bett unsere Wolke, auf der
wir in vollkommener, himmlischer Seligkeit
vereint sind.«

Altägyptische erotische Poesie
aus *Sacred Sex*, Robert Bates

Eine Göttin zu sein bedeutet im Kern, daß Sie allein schon durch Ihre Existenz auch die prosaischsten Ereignisse und Umgebungen in einen himmlischen Garten der Lüste verwandeln. Wenn er gepflegt wird und in voller Blüte steht, wächst und gedeiht Ihr innerer Garten, bis er die ganze Welt um Sie herum umfaßt, Ihre Fähigkeit zur Lust erweitert, göttliche Gespielen in Ihr Reich lockt und die Qualität des Lebens und der Liebe für Sie und Ihren Liebhaber zu erhabenen Höhen steigert. Diesen erotischen Garten schafft Ihre innere Venus zunächst in Ihnen und dann durch göttliche Osmose auch im Leben der Menschen Ihrer Umgebung, indem sie die ganze Welt als sinnliches Paradies sieht.

Nachdem Sie nun Ihr natürliches Potential als Göttin erkannt haben, muß Ihr erster göttlicher Akt darin bestehen, den sinnlichen Garten zu schaffen, der Ihr inneres Leben erhält und bereichert und für alle, die es betreten, eine duftende Spielwiese bietet. Fangen Sie an, das Ambrosia des Lebens zu kosten, indem Sie das sinnliche Gefühl des Windes in Ihrem Haar oder von Seide auf Ihrer Haut spüren, die Magie eines faszinierenden Kunstwerks genießen, im Geheimnis einer blühenden Blume schwelgen, in der Romantik eines poetischen Satzes oder des Seufzers eines Liebenden versinken. Diese einfachen, aber tiefgreifenden Akte der Verwandlung sind Ihr natürliches Erbe als Frau.

Im Bereich der Sinnlichkeit neigen Männer dazu, sich auf ihre Genitalien zu konzentrieren, während Frauen eher ganzheitlich orientiert und interessiert sind, ihren ganzen Körper und ihre Gefühle zu erregen. Ein Mann möchte oft sofort zur körperlichen Lust kommen, während eine Frau die Empfindsamkeit zu steigern versteht, indem sie zunächst eine romantische Stimmung schafft. Sie weiß, daß die Stimulation der ›Romantikhormone‹ erst den Kontext für jene Magie schafft, die sich mit der Stimulierung der Sexualhormone einstellen kann. Viele Frauen stellen sogar fest, daß sie gelangweilt sind, sich entwürdigt und von ihren tiefen Gefühlen und dem wahren Wesen ihrer inneren Venus abgeschnitten fühlen, wenn sie sich und ihren Liebhaber nur körperlich befriedigen.

Andererseits wissen Frauen jedoch intuitiv, daß die körperlichen Sinne die eigentlichen Pforten zur inneren Erotik darstellen – die Öffnungen, durch die die Magie von der äußeren zur inneren Welt und wieder zurück dringt; die alchimistischen Röhrchen, die Sonnenuntergänge, Kantaten und frisch gebackenes Brot in feurige Pheromone der Liebe verwandeln. Für die innere Venus einer Frau ist die ganze Welt ein Aphrodisiakum. Es ist lediglich eine Frage, dies zu bemerken. Und eine Frau wird zur Liebesgöttin nicht durch einen vollkommenen Körper, eine Fülle exotischer Sex-Tricks oder einen Liebhaber, der sich mit Rudolfo Valentino messen könnte, sondern durch ihre Fähigkeit, sich den spannungsgeladenen sinnlichen Eigenschaften ihrer gesamten Umgebung und ihres Inneren hinzugeben und sich mit ihnen zu verwöhnen.

Wenn Sie also Ihrer inneren Venus mehr Raum in Ihrem Leben einräumen möchten, nutzen Sie all Ihre Sinne als Türen zwischen der Außenwelt und jenem magischen inneren Reich, in dem sie wohnt. Sehen, hören, schmecken und spüren Sie sie in jeder züngelnden Flamme, jeder saftigen Orangenscheibe und jedem Katzenschnurren. Natürlich ist auch die effiziente, praktische, nüchterne Seite Ihres Wesens wichtig. Doch im Augenblick widmen wir unsere Aufmerksamkeit Ihrer leidenschaftlichen inneren Verführerin. Schaffen Sie ihr bewußt Gelegenheiten, zum Vorschein zu kommen und zu spielen. Verwöhnen, verhätscheln und umschwärmen Sie sie ständig. Sie wird Ihren Alltag in einen Garten sinnlicher Lüste verwandeln, Ihre würzigen inneren Essenzen ans Licht bringen und Ihren Mann zu neuer erotischer Ekstase anstacheln.

Die Saat der Sinnlichkeit

1. Schenken Sie sich selbst Blumen. Frische, duftende Blumen geben Ihnen nicht nur das Gefühl, schön und bewundert zu sein, sondern bilden auch einen hübschen, himmlisch riechenden Blickfang in Schlafzimmer, Badezimmer, Küche oder Wohnzimmer – wo immer Sie Ihr autoerotisches Stelldichein abhalten möchten. Genießen Sie die Blumen mit all Ihren Sinnen – arrangieren Sie sie in einer hübschen Vase, und stellen Sie sie jeden Tag an einen anderen Platz; atmen Sie ihren Duft tief ein; streicheln Sie Ihre Haut mit ihren samtigen Blütenblättern; garnieren Sie Ihr Essen mit ihnen. Lassen Sie Ihre innere Venus den Strauß nach seinen sinnlichen

Reizen aussuchen – zwei blutrote Rosen, eine üppig duftende Gardenie, mehrere exotische und seidige Tigerlilien. Gönnen Sie sich Luxus!

2. Schenken Sie sich Parfüm. Ihre Lieblingsmarke. Etwas, das verworfen sexy riecht. Sprühen Sie es auf Ihre Laken. Tupfen Sie es sich hinter die Ohren, zwischen Ihre herrlichen Brüste, an die Innenseiten Ihrer Schenkel. Riechen Sie Ihren köstlichen Körper. Eine hedonistische Freundin von mir tupft gern Moschusparfüm zwischen ihre Zehen, um sie dann zu massieren und den Duft hervorzulocken. Sie sagt, sie fühlt sich dann verwöhnt.

3. Stellen Sie viele romantische Kerzen auf – schlanke, sich verjüngende Kerzen, die Eleganz vermitteln; Teelichter, die sanftes Licht verbreiten; dicke Kerzen, die Sie an phallische Begegnungen erinnern; Duftkerzen, die Ihre erdige Natur wecken, Zünden Sie Kerzen im Badezimmer an, wenn Sie sich in der Wanne räkeln. Erfüllen Sie Ihr Schlafzimmer mit unzähligen Flammen der Liebe. Betrachten Sie Ihren prachtvollen Körper bei schimmerndem Kerzenlicht im Spiegel. Stellen Sie sich vor, daß Sie bei Kerzenlicht und Mondschein ein magisches Sexritual vollziehen. Machen Sie sich die Glut Ihrer inneren Venus bewußt. Strahlen Sie.

4. Verwöhnen Sie sich mit einem Candlelight-Dinner für sich allein. Decken Sie den Tisch romantisch mit Blumen, besonderem Geschirr, Kerzen und einem auffallenden Tafelaufsatz. Genießen Sie aphrodisische Vorspeisen wie Austern, Avocados, Mangos, Feigen oder andere saftige Früchte. Versuchen Sie es mit einem Hauptgericht, das Sie mit den Fingern essen können, und lecken Sie sie häufig ab. Schwelgen Sie in einem verboten üppigen, cremigen Dessert. Essen Sie mit Genuß. Atmen

Sie den Duft ein. Lecken Sie an Ihrem Essen. Zerlegen Sie es mit den Fingern. Lassen Sie es sich auf der Zunge zergehen. Obst können Sie auf Ihren Körper reiben und langsam und sanft abschlecken. Räumen Sie das Geschirr nicht ab. Gehen Sie gleich allein ins Bett.

5. Gönnen Sie sich eine Flasche Wein. Mir macht Rotwein wesentlich sinnlichere Gefühle als Weißwein oder Rosé, aber das müssen Sie nach Ihren sinnlichen Bedürfnissen entscheiden. Ein Wein mit einem guten Duftbouquet bringt eine weitere sinnliche Note hinzu. Gießen Sie ihn in ein feines Weinglas. Kosten Sie ihn. Lassen Sie ihn warm über Ihre Zunge und die Kehle hinuntergleiten. Gießen Sie etwas Wein auf Ihren Körper, und lecken Sie ihn ab. Erlauben Sie sich, auf die freizügige, hemmungslose Spielwiese des Weingottes Dionysos zu gleiten. Werden Sie seine göttliche Gespielin.

6. Der humanistische Psychologe Abraham Maslow erklärte, Musik und Sex seien die beiden häufigsten Auslöser für das Erleben von Höhepunkten. Wie wäre es mit Musik und Sex zusammen? Legen Sie eine anregende Musik auf, und hören Sie mit Ihrem ganzen Körper zu. Meine innere Venus mag kühlen, erotischen Jazz, aber andere Frauen bevorzugen heiße Salsarhythmen, romantischen Mathis oder Vandross, eleganten Ravel oder Chopin, verträumten Debussy, das Feuerwerk Tschaikowskijs, erdigen Blues, pulsierenden Rock oder ätherische Flötenmusik. (Weitere Musikvorschläge im Anhang.) Legen Sie auf, was Sie im jeweiligen Augenblick stimuliert. Schließen Sie die Augen, und versinken Sie in der Musik. Lassen Sie die Musik Ihr Becken lockern und Ihre Schultern schütteln. Lassen Sie sich fallen. Singen oder summen Sie. Spüren Sie Ihre Stimme, die Ihre Brust, Kehle und Ihr Gesicht vibrieren läßt. Sehen Sie die Farben, die die Musik hinter Ihren Augen wachruft. Schmecken Sie ihre blechernen, pfeffrigen oder cremigen Essenzen. Schwelgen Sie in den Gefühlen, die sie vermittelt. Verschmelzen Sie mit der Harmonie der Sphären.

7. Tanzen Sie. Nackt. Wenn niemand da ist, der Ihre Technik kritisieren könnte, steht es Ihrer inneren Venus frei, sich zu schlängeln und zu winden, Rock'n'Roll, Hula, Fandango oder Samba zu tanzen oder nach Herzenslust zu strippen. Schließen Sie die Augen, und geben Sie sich der Stimmung des Augenblicks hin. Oder tanzen Sie vor einem Spiegel, und schauen Sie, wie sexy Sie mit hüpfenden Brüsten und schwingenden Hüften aussehen. Tanzen Sie mit dem Spiegel; drücken Sie sich an ihn, und spüren Sie seine glatte Kühle an Ihrer Haut. Hauchen Sie mit Ihrem Atem eine heiße, feuchte Stelle darauf, und drücken Sie Ihre Brustwarze dagegen. Tanzen Sie den Schleiertanz mit einem großen, transparenten Tuch oder einem Fransenschal. Seien Sie provozierend. Das macht nicht nur Spaß, lockert, macht geschmeidig und stimuliert die Hormone, es ist auch eine großartige Übung für den sexy Striptease, den Sie bald Ihrem Mann vorführen werden.

Wenn Sie sich beim Tanzen völlig unkoordiniert und geschlechtslos fühlen, versuchen Sie es doch mit einer anderen Form körperlicher Bewegung – Yoga, Aerobic, Stretching zur Musik, Walking, Tai-Chi, Schwimmen oder Laufen. Ich habe eine schüchterne, elfenhafte Freundin, der es wirklich peinlich ist, ins Fitneßcenter zu gehen, weil sie die Bewegung ihrer Schenkel auf dem StairMaster allzu sehr erregt!

8. Schenken Sie sich sexy Dessous. Ich trage gern Spitzenmieder unter meinen Pullis, Blusen und Blazern und lasse davon gerade soviel herausschauen, daß es sehr feminin und sittsam, zugleich aber auch enthüllend und ungemein sexy wirkt. Meine innere Venus ist ganz verrückt nach durchsichtiger Spitze. Meine Freundin Jennifer trägt dagegen immer Satinhöschen und passende BHs mit tiefem Ausschnitt unter ihren sachlichen Nadelstreifenkostümen. Wie sie sagt, erinnern sie sie daran, daß sie ein schamloses Flittchen ist. Lassen Sie Ihre innere Venus Ihre Garderobe inspizieren und ergänzen. Schlafen Sie in einem seidigen Teddy, statt in Ihrem üblichen überweiten T-Shirt. Achten Sie darauf, wie der Stoff über Ihre Haut gleitet und ihr schmeichelt. Bewundern Sie sich oft vor dem Spiegel. *Fühlen* Sie sich wie ein Model. Kaufen und tragen Sie – und sei es auch nur für Sie allein – etwas, in dem Sie wirken und sich fühlen wie ein teures Callgirl. Meine Freundin Lisa, eine geplagte Mutter von dreijährigen Zwillingen, sagte, am leichtesten falle es ihr, sich auf Kommando sexy zu fühlen, wenn sie ihre durchsichtige Corsage mit Spitzenstrapsen und Bändern anzieht, die sich an strategisch günstigen Stellen öffnen lassen. Wenn sie es mit Spitzenstrümpfen und hohen Pfennigabsätzen trägt, sieht sie umwerfend aus und fühlt sich auch so. Manchmal ergänzt sie es durch einen seidenen String-Slip. Natürlich zieht sie diese Sachen oft für ihren Mann an, aber häufig trägt sie sie auch nur für sich. Sie vermitteln ihr das Gefühl, teuer und sexy zu sein. Und sie geben erregende Utensilien ab, um sich oder seinem Partner Lust zu machen.

9. Ziehen Sie sich immer sinnlich an. Das bedeutet keineswegs, daß Sie allzu offen sexy aussehen müßten; es liegt auf der Hand, daß das nicht immer angebracht ist. Es heißt vielmehr, daß Sie Dinge tragen, die sich sinnlich und weich anfühlen; Stoffe und Schnitte, die Ihr Bewußtsein für Ihre Haut und Ihre Bewegungen steigern. Selbst zum sachlichsten Kostüm oder zur sportlichsten Tenniskluft können Sie zumindest eine sichtbare oder unsichtbare Kleinigkeit tragen, die etwas Sinnliches hat. Seide, Satin, Kaschmir, Spitze, Lycra, Perlen, hauchdünne Tücher, Pelz, Samt, Ohrringe, die gegen den Hals baumeln, roter Lippenstift, eine Büstenhebe, transparente Slips, ein fließender Unterrock, der sich an der nackten Haut bauscht, viele Armbänder, ein Schlangenarmband, das am Oberarm getragen wird, ein weites Halskettchen, kurze enge Röcke, T-Shirts aus Seide oder Spitze, Leder auf der Haut. Gehen Sie ohne Büstenhalter. Gehen Sie ohne Höschen. Tragen Sie überhaupt nur eine Unterhose, wenn es ein sexy Slip ist.

Es ist erstaunlich, wie sexy Sie sich fühlen, wenn Sie ohne Unterhose gehen, besonders wenn Sie einen langen, fließenden Rock tragen, der beim Gehen raschelt; Sie sind völlig bedeckt, aber Sie fühlen sich wunderbar *entblößt*. Ob Sie sinnliche Kleidung sittsam vor den Blicken der Öffentlichkeit verbergen, sie stolz Ihrem Liebhaber zur Schau stellen oder unerschrocken im eigenen Spiegel bewundern, Ihre innere Venus wird sanft vibrieren und weiterer Aufmerksamkeiten harren.

10. Aalen Sie sich in einem heißen, duftenden Schaumbad, stundenlang. Lesen Sie einen erotischen Roman. Regen Sie sich mit einer weichen Hautbürste an. Schwelgen Sie im schimmernden Kerzenlicht. Träumen Sie. Lassen Sie Ihrer Fantasie freien Lauf. Singen Sie schmachtende Lieder vor sich hin. Lackieren Sie sich die Zehennägel. Reiben Sie sich den Schaum auf Gesicht, Hals, Arme, Brust, Bauch, Schenkel und Genitalien. Wölben Sie kokett die Füße, und kitzeln Sie Ihre glitzernden Zehen. Massieren Sie sich die Kopfhaut, wenn Sie Ihre Haare waschen. Lassen Sie das Wasser ablaufen, während Sie noch in der Wanne liegen. Oder duschen Sie sich abschließend kalt ab. Trocknen Sie sich mit dem größten, flauschigsten Badetuch ab, das Sie besitzen. Oder benutzen Sie überhaupt kein Handtuch, sondern schlüpfen Sie sofort in einen dicken Frotteemantel. Oder reiben Sie sich am ganzen Körper mit parfümierter Body Lotion ein. Schweben Sie in Ihr Schlafzimmer, und falls dort ein Mann liegt, wecken Sie ihn verführerisch auf. Falls nicht, heizen Sie sich mit Ihrer eigenen inneren Musik ein.

11. Lesen Sie erotische Literatur. Machen Sie es sich mit einer guten Erzählung von Anaïs Nin bequem, und identifizieren Sie sich mit den leidenschaftlichen koketten Französinnen, die sie beschreibt. Versetzen Sie sich in eine andere Zeit, an einen anderen Ort, wo alles erlaubt ist, was sexy, ein bißchen verrucht und sehr feminin ist. Erlauben Sie sich wie die Frauen in diesen Erzählungen, sich von Ihrer Leidenschaft mitreißen zu lassen, bis Sie jenes vertraute warme Glühen in sich zu spüren beginnen. Dann überlassen Sie alles Ihren Händen. Es gibt eine Fülle guter erotischer Literatur, etwas für jeden Geschmack von den verlockenden S&M-Stories von A. N. Roquelaure über die verpönten, poetischen Schriften von Marco Vassi bis hin zu Anthologien wie *Im Labyrinth der Lust* und *Im Zeichen der Venus*. Neben Nancy Fridays *Verbotene Früchte* gibt es noch zahlreiche Sammlungen von Frauenfantasien und auch einige Briefe und Kurzgeschichten in Magazinen wie *Playboy, Penthouse* und *Playgirl*. (Eine umfassendere Liste findet sich im Anhang.) Vielleicht vermag aber auch eine leidenschaftliche Liebesszene aus Ihrem Lieblingsroman oder Kitschrománchen Ihr inneres Feuer zu entfachen. Eine Freundin von mir macht von jeder guten Liebesszene, die sie findet, eine Kopie und verwahrt sie in einem pinkfarbenen Ordner in ihrem Nachttischchen unter Verschluß. Einige haben mittlerweile schon ganz schöne Eselsohren, aber sie sprechen unweigerlich immer wieder ihre leidenschaftliche Seite an. Suchen Sie Ihre Lieblingsliteratur, und halten Sie sie griffbereit, um Sie Ihrer inneren Venus oder Ihrem sehr realen Liebesgott vorzulegen.

12. Schreiben Sie selbst erotische Geschichten. Allein das Gefühl und Geräusch eines Stifts auf dem Papier beim Schreiben kann ein sinnliches Vergnügen sein. Bringen Sie Ihre erotischen Gefühle, Hoffnungen und Träume freizügig zu Papier. Lassen Sie Ihrem Stift freien Lauf, und folgen Sie seinen wundersamen Wegen. Bringen Sie zum Ausdruck, wie Sie sich beim letzten Liebesakt gefühlt haben; rufen Sie sich die Empfindungen in Erinnerung, die Sie erregt haben, vertiefen Sie sich in diese Gefühle, und lassen Sie sie zu Papier strömen. Erfinden Sie ein wildromantisches Intermezzo im Wald, und schreiben Sie auf, wie es verlaufen sollte. Schildern Sie ein Musikstück oder einen Teil Ihres Körpers in allen sinnlichen Details. Stellen Sie sich Ihren idealen Liebhaber vor, und geben Sie ihm schriftlich Anweisungen, wie er Sie im Bett zur Raserei treiben soll. Erzählen Sie die Geschichte Ihrer seltsamen sexuellen Erfahrungen auf einem anderen Planeten. Halten Sie eine imaginäre Seite aus dem Tagebuch der Fanny Hill, Kleopatras oder der Flußgöttin Oshun fest. Schreiben Sie kurze, intensive Lyrik, nüchtern kühlen Journalismus oder heiße, schwüle Prosa. Entwerfen Sie einen leidenschaftlichen Liebesroman oder ein pornographisches Comic-Heft. Versuchen Sie es mit verschiedenen Schreibstilen, die Ihrer jeweiligen Stimmung entsprechen, oder erfinden Sie einen völlig neuen. Da niemand diese Schriften beurteilen wird, können Sie sich völlig gehenlassen. Haben Sie keine Angst, tief in sich zu gehen und Ihre geheimsten erotischen Wünsche zu offenbaren.

Eine ledige Immobilienmaklerin aus meinem Bekanntenkreis erzählte mir, daß sie einmal einen Tag allein am Strand in der prallen Sonne verbrachte und sich ausmalte, wie ein leidenschaftlicher Liebhaber sich zu ihr schlich und ihren Körper mit heißen Küssen noch mehr entflammte. Später verspürte sie den Drang, ihre sinnlichen Gefühle zu Papier zu bringen, und schrieb ein Gedicht, das dieses fantasierte Liebesfest schilderte. Sich darauf zu konzentrieren, die richtigen Worte zu finden, half ihr, wie sie sagte, das Erlebnis noch einmal zu durchleben und zu steigern, und wenn sie das Gedicht ab und an noch einmal liest, werden all die prickelnden Gefühle und glühenden Leidenschaften wieder wach. Wie sich herausstellte, war ihr Gedicht eines ihrer kostbarsten Stimulantien.

13. Schauen Sie sich erotische Bilder an. Ihre innere Venus hat wesentlich mehr für visuelle Erotik übrig, als Sie vielleicht meinen, also erlauben Sie sich, die optischen Kanäle Ihrer Libido zu öffnen. Sie mag die Männer mit nacktem Oberkörper in der Calvin-Klein-Werbung; Liebende in ekstatischer Umarmung und wilden Positionen, wie sie in wunderschönen orientalischen Holzschnitten und indischen Miniaturen abgebildet sind; Bilder von sinnlichen jungen Frauen in Männermagazinen, die Ihnen sehr ähnlich sehen; Postkarten von Muskelmännern (eine Bekannte von mir sammelt solche Blickfänge aus jeder Stadt, in die sie kommt); Kalender mit sexy Männern (mein Kalender für dieses Jahr ist ›Die Männer von Hawaii‹, und sie sind wirklich heiß!); Aktfotos, die Sie von Ihrem Liebhaber gemacht haben; die sexuell eindeutigen Zeichnungen, die Sie in *The Joy of Sex. Freude am Sex* und anderen Sex-Handbüchern finden; Museumspostkarten mit Reproduktionen wunderbarer nackter griechischer Statuen; den Einband eines erotischen Romans; Fotos von Filmstars in Zeitschriften. Einige der erotischsten Bilder, die ich je gesehen habe, waren Naturaufnahmen oder Gemälde – Georgia O'Keefes Blumengemälde, die wie Vulvae von Frauen aussehen; schöne Stilleben, auf denen Früchte und Blumen an schwellende Lippen, runde Brüste oder pralle Hintern erinnern; Fotos von dichten Sequoiawäldern, die feuchte Erdigkeit und phallische Sinnlichkeit ausstrahlen; Zeichnungen von geschwungenen, unverhohlen einladenden Muscheln, die vor Feuchtigkeit schimmern.

Sammeln Sie Abbildungen nach Ihrem Geschmack, und halten Sie sie in Ihrem erotischen Ordner bereit. Schauen Sie sie an, und hängen Sie nach Sinneslust Ihren Träumen und Fantasien nach. Stellen Sie sich vor, Sie seien *in* dem Bild, und überlassen Sie sich den Wonnen.

14. Schauen Sie sich nicht jugendfreie Videos an. Ja, wahre Frauen sehen Pornofilme. Ihre innere Venus kann durch visuelle Erotik eine ganz andere Gestalt annehmen. Die beste Beschreibung dieses Phänomens, die ich je gehört habe, gab Sallie Tisdale in ihrem Buch *Talk Dirty to Me. Eine intime Philosophie des Sex*: »Als ich mir meinen ersten nicht jugendfreien Film anschaute und zum erstenmal sah, wie ein Mann in eine andere Frau eindrang, war es, als verließe ich plötzlich meinen Körper. Ich war außerhalb meines Körpers und sah zu, denn die Frau auf der Leinwand über mir *war* ich; dann war ich allerdings wieder sehr in meinem Körper. Der Anblick von Sex hatte meine Lust so sicher und unkontrollierbar erregt wie der Geruch von Essen Hunger machen kann.«

Heutzutage sind Sexfilme wesentlich besser geworden, und oft müssen Sie nicht einmal mehr vorspulen, um die ganzen langweiligen oder albernen Stellen zu überspringen. Gepflegte erotische Atmosphäre finden Sie in den Filmen von Andrew Blake. Candida Royale und ihre Femme Productions bringen Sexfilme heraus, die romantischer und stärker an den Bedürfnissen von Frauen orientiert sind. Diese und viele andere moderne harte, mittelharte und softe Pornofilme (siehe Liste im Anhang) bieten ein hervorragendes Mittel, Ihren sexuellen Horizont zu erweitern und stellvertretend auszuleben, was Sie im echten Leben vielleicht niemals tun würden. Ob Sie in Ihren Fantasien von Vampiren, Peitschen, Bisexualität, Gruppensex oder von jeder Menge schlichtem glühenden Sex träumen, es gibt sicher einen Film, der wie für Sie gemacht ist. Ihre innere Venus kann daraus auch interessante neue Tricks lernen, die Sie allein oder mit einem Partner ausprobieren können. Als meine Freundin Judy, die um die Fünfzig ist, mir einen ihrer Lieblingsfilme lieh, sagte sie: »Ich dachte, der Film sei Schund, aber er hat mich zum Lachen, zum Nachdenken und in Verzückung gebracht – alles gleichzeitig. Ich konnte es gar nicht abwarten, meinen Vibrator einzuschalten.« Ich empfehle Ihnen erstens, sorgfältig die Angaben auf der Packung zu lesen, um einen Eindruck zu bekommen, wie pervers, abartig oder romantisch der Film ist; zweitens Videos und persönliche Meinungen darüber mit FreundInnen auszutauschen; drittens Filme zunächst allein anzuschauen; und viertens einen Vibrator griffbereit zu halten.

15. Sammeln und bewundern Sie erotische Gegenstände, und spielen Sie damit. Meine unscheinbare, aber zutiefst sinnliche Freundin Joana sammelt zum Beispiel mit Vorliebe phallische Objekte. Ihr Lieblingsstück ist ein gut fünf Zentimeter langer Kristallpenis, der in allen Details lebensecht nachgebildet ist. Da er offensichtlich zu klein ist, um etwas damit anzufangen, dient dieses Spielzeug lediglich als Anknüpfungspunkt für die Fantasien ihrer inneren Venus. Ich habe eine faszinierende Skulptur aus Satinholz von einem Mann, der sich über die Schulter einer Frau beugt, um ihre Brust zu küssen; ich schaue sie mir gern an und streichele sie. Meine angenehm füllige Freundin Marsha sammelt geschmackvolle Darstellungen von weiblichen Bäuchen und Hinterteilen; sie vermitteln ihr ein gutes Gefühl für ihre eigenen Rundungen. Eine andere Freundin liebt es, Samtkissen anzuschauen, zu berühren und an ihre empfindlichen Körperteile zu schmiegen. Manche Frauen finden, daß bestimmte wilde Tiere und die angespannte Kraft, die sie ausstrahlen, sexuelle Gedanken wecken – zum Beispiel Panther, Schlangen und Hengste –, und sie haben gern Bilder, Skulpturen oder Plüschtiere dieser Tiere in ihrer Umgebung, um sich zu inspirieren, sie zu bewundern und zu streicheln. Hübsche Federn und alle fiedrigen Pflanzen können ein sinnlicher Genuß für Auge und Haut sein. Eine Vorliebe für erotische Sammlerstücke verschafft Ihnen nicht nur Spielzeug für Ihr Liebesnest, sondern hält auch Ihr Sinnesleben lebendig und wach, wenn Sie ständig nach neuen Ergänzungen Ihrer geheimen, sensibilisierenden Sammlung Ausschau halten.

16. Düfte sind ein weiterer starker Stimulus für Ihre innere Venus. Die alten Ägypter glaubten, daß duftende Öle von den Göttern geschaffen wurden, und benutzten sie, um in sich zum Beispiel die sinnlichen Wonnen von Hathor oder die regenerativen Kräfte der Isis wachzurufen. Entfesseln Sie Ihre innere Venus, indem Sie alle ›Duftessenzen‹ des Lebens tief einatmen – Meeresluft, frisch gebackenes Brot, frisch gewaschenes Haar, feuchte Erde, Babyhaut, Zitronenschale, den Moschusduft von Sex und besonders Blumen und ihre flüssigen Essenzen. Der üppige Duft von weißem Ingwer regt auf der Stelle meine wollüstigen Instinkte an, daher bringe ich mir von Hawaii immer Ingwerkissen mit, die ich in meine Schubladen und Kissen lege. Versuchen Sie es mit einem Tropfen Ihres Lieblingsduftöles, den Sie auf die Glühbirne Ihres Nachttischlämpchens oder auf schmelzendes Wachs träufeln, das von einer brennenden Kerze tropft. Sprühen Sie in Ihren Wäscheschrank Gardenienparfüm, dessen Duft sich später auf Ihrem Bett entfaltet. Tauchen Sie einen Wattebausch in Jasminöl, und legen Sie ihn zwischen Ihre Brüste. Baden Sie in Wasser mit Lavendelduft. Tränken Sie ein weißes Spitzentaschentuch mit Ylang-Ylang-Öl, tragen Sie es eine Weile auf der Haut, und lassen Sie es dann wie zufällig an einem der Lieblingsorte Ihres Mannes liegen.

17. Zünden Sie Räucherstäbchen an. Ein Raum, der mit dem berauschenden Duft von Moschus, Rosen, Jasmin, Ylang-Ylang oder Bernstein – einem meiner Lieblingsdüfte – erfüllt ist, strahlt Sinnlichkeit aus. Nutzen Sie wie die alten Tantriker den durchdringenden Rauch Ihres Lieblingsduftes, um Ihre Chakras (Energiezentren) zu aktivieren und zu erotisieren. Halten Sie ein brennendes Räucherstäbchen in die Nähe Ihres Schambeins, und führen Sie es langsam etwa fünf Zentimeter von der Haut entfernt, über Ihren Körper bis ans obere Ende ihres Kopfes; halten Sie dabei an Genitalien, Zwerchfell, Herz und Kehle kurz inne. Auf irgendeine Weise läßt das die sexuelle Temperatur steigen, erfüllt Körper und Seele mit Hitze und bereitet Sie auf eine außergewöhnliche sinnliche Erfahrung vor.

18. Entwickeln Sie einen Blick für die erotischen Seiten der Natur. Frauen besitzen ein besonderes Talent, die sinnliche Schönheit eines eindrucksvollen Sonnenuntergangs, eines zerklüfteten Berges, der purpurn im Morgengrauen schimmert, schaumiger Meereswellen, smaragdgrüner sanfter Hügel, hoher Gräser, die im Wind wogen, oder des irisierenden Spiels von Licht und Schatten im Wald zu sehen und zu fühlen. Spüren Sie die süße, volle Luft am Strand, in den Bergen, auf einer Waldlichtung, im schwülen Dschungel. Riechen und schmecken Sie sie. Gärtner wissen, daß es ein sinnliches

Erlebnis sein kann, feuchte Erde zu kneten. Streicheln Sie die zarten Blütenblätter einer Blume. Essen Sie einen Grashalm. Schließen Sie die Augen, und lassen Sie das Geräusch brechender Meereswellen über Ihren Körper spülen. Lassen Sie heißen Sand über Füße und Beine rieseln. Pressen Sie Ihren Körper an die rauhe Rinde eines Baumes. Gehen Sie barfuß durchs Gras. Lassen Sie sich davon gefangennehmen, wenn Sie ein Pferd laufen, eine Katze sich recken, einen Vogel auffliegen, eine Schlange gleiten, einen Schmetterling schweben, einen Tiger springen oder Libellen sich paaren sehen.

Wenn Sie in der Stadt leben und nicht hinauskommen, gehen Sie mit ihrer inneren Venus in ein Museum oder eine Kunstgalerie, und nehmen Sie die sinnlichen Bilder der Natur, die in Kunstwerken abgebildet sind, in sich auf. Schwelgen Sie in Monets üppigen Gärten oder John Constables überwältigenden, detaillierten Landschaften. Lassen Sie das subtile Licht auf sich wirken, oder versinken Sie in der Stille einer Fotografie. Freunden Sie sich mit Ansel Adams und seinen faszinierenden Schwarzweiß-Oden an Canyons und Wüsten an. Versetzen Sie sich in die Landschaft eines van Gogh, und lassen Sie Ihren animalischen Sinnen freien Lauf.

19. Durchforsten Sie Ihre Vergangenheit nach Erlebnissen oder Empfindungen, die in Ihrem Inneren eine Funken überspringen lassen. Alte Liebesbriefe, Postkarten, Schnappschüsse, Andenken an Prominente, Valentinsgrüße, Liebeslieder, abgelegte Kleider von ihm und Ihnen und sogar Fotos von einem herrlichen Strand, an dem Sie einmal waren, sind eine lebendige Schatztruhe voller Dinge, die die Sinne ansprechen. Schließen Sie die Augen, und versenken Sie sich völlig in die Bilder, Geräusche und Gerüche, die mit dieser Erinnerung verknüpft sind. Spüren Sie seine Arme um Ihrer Taille, als Sie damals zu diesem alten Lied tanzten; schmecken Sie das Souvlaki und die Baklava jener romantischen Reise nach Griechenland; saugen Sie den Geruch seiner Haut ein, als er dieses alte Flanellhemd trug. Erinnern Sie sich lebhaft an Ihr Herzklopfen und das warme Prickeln Ihrer Haut, die diese Augenblicke tief in jede Faser Ihres Körpers eingebrannt haben. Ihre innere Venus lebt in solch lebendigen sinnlichen Erinnerungen.

20. Als kleines Mädchen kannten Sie die Macht, die der Lippenstift und die Pumps mit den hohen Absätzen Ihrer Mutter besaßen. Sie verwandelten Sie im Nu in eine sexy, schicke Erwachsene. Oder ein Clownshut, der Ihre alberne Seite zum Vorschein brachte; oder ein Halstuch und ein Steckenpferd, die Sie zum Cowgirl machten. Das funktioniert auch heute noch, selbst wenn Sie schon verknöcherte Erwachsene sind, weil Ihre innere Venus es liebt, sich zu verkleiden. Versuchen Sie es mit jeder Persönlichkeit, die Ihre erotische Fantasie anregt, und spielen Sie die Rolle allein vor Ihrem Spiegel voll aus. Ziehen Sie sich an wie ein Flittchen: Netzstrümpfe, Strapse, die unter einem kurzen, engen Rock vorlugen, hohe Pfennigabsätze, leuchtendrote Lippen und toupierte Haare. Wackeln Sie mit dem Hintern, schwenken Sie Ihr Handtäschchen, zeigen Sie Ihren Push-up-BH und Ihren Slip ouvert und lehnen Sie sich verächtlich gegen den Türrahmen, um imaginäre Freier anzulocken. Ziehen Sie sich an wie eine Haremsdame mit fließenden, hauchdünnen Schleiern, perlenbestickter Weste, viel klimperndem Schmuck, Fußkettchen, dickem Kleopatra-Lidstrich und Gesichtsschleier. Ziehen Sie die Tücher provozierend über Ihre Brüste und zwischen den Beinen hindurch; schauen Sie verstohlen mit gesenktem Kopf und einladendem Blick unter dem Schleier hervor; lassen Sie die Tücher und Ketten wehen und fliegen, wenn Sie sich drehen, wirbeln und winden. Oder spielen Sie eine sittsame Geisha, ziehen Sie einen

Kimono und eine breite Seidenschärpe an, stecken Sie Eßstäbchen in Ihr aufgestecktes Haar und legen Sie das weißeste Make-up auf, das Sie finden können. Da bei Geishas der Nacken als besonders erotisch gilt, legen Sie auch im Nacken Make-up auf und lassen es in einer langgezogenen Spitze auslaufen, wo der Kinomokragen nach hinten fällt. Trippeln Sie mit winzigen Schrittchen durchs Zimmer, fächeln Sie an strategischen Stellen mit dem Fächer, schürzen Sie die Lippen und streicheln Sie verlockend Ihren bloßen Nacken und Ihre Knöchel. Oder verwandeln Sie sich in eine Hulatänzerin mit nackten Brüsten, indem Sie einen Sarong oder ein großes Tuch tief um die Hüften schlingen und sich Blumen und Blätter ins Haar stecken. Schwenken Sie die Hüften, heben Sie anmutig die Arme, und machen Sie die sinnliche *ami*-Bewegung, indem Sie die Hüften kreisen lassen. Und wenn Sie das nächstemal Ihre innere Venus oder Ihren Liebhaber becircen möchten, rufen Sie die Erinnerung wach, wie Sie dabei ausgesehen und sich gefühlt haben, oder nehmen Sie Ihr Haremstuch oder Ihre Netzstrümpfe mit ins Bett.

21. Versuchen Sie, die Dinge Ihrer Umgebung mit Leben zu füllen. Die Ureinwohner Amerikas glaubten, daß alles – Steine, Bäume, Flüsse, Tiere, Wolken – einen lebendigen Geist besitzt, daher behandelten sie die Natur mit der gleichen Achtung, Ehrfurcht und Liebe, die sie jedem göttlichen Wesen entgegenbrachten. Wenn Sie sich jeder Blume, Muschel, Feige, jedes Gemäldes oder Musikstückes als lebendiger Essenz der Sinnlichkeit bewußt werden, wird sein Lebensfunke für Sie lebendig werden und all seine üppigen Farben, geheimen Düfte und animierenden Strukturen offenbaren. Und dieses sinnliche Erleben wird Sie verändern. Joseph Campbell sagte: »Das [Ich], das ein ›Du‹ sieht, ist nicht das gleiche wie das, das ein ›Es‹ sieht.«

Ihr Körper: Der Tempel in Ihrem Garten

Um die Türen zu unserer wahren Sinnlichkeit zu öffnen, ist es gar nicht notwendig, Sex-Seminare zu besuchen, an exotische Orte zu reisen oder den perfekten Liebhaber zu finden. Wir müssen nur vollständig in dem geheiligten Tempel präsent sein, den unser Körper darstellt. Das Boston Women's Health Collective hat es brillant formuliert: »Unsere Körper *sind* wir.« (Hervorh. v. d. Autorin) Durch die Sinne unseres Körpers kennen wir die Welt und uns selbst. Durch unsere Körper *wissen* wir – wir wissen, was wir brauchen und wollen. Wir wissen, was wir fühlen. Wir wissen, was wir tun müssen. Wir wissen, wer wir sind. Wir kennen uns als Frauen. Die Dichterin Adrienne Rich hat geschrieben, daß Frauen »durch den Körper denken«.

Indem wir uns unseres Körpers bewußt werden und jedem Körperteil unsere Aufmerksamkeit schenken, wenn wir ihn betrachten oder berühren, schöpfen wir aus dem tiefen Wissen, das in unserem wunderbar sinnlichen Fleisch liegt. Wir fangen an, die Sprache unserer Instinkte zu lernen, die uns in der körperlichen Liebe leiten und führen. Allzu oft überlassen wir jedoch im Bett die Führung unserem Kopf und lassen unsere weisen körperlichen Instinkte außer acht. Das trennt uns von unserer vollen Sinnlichkeit und gibt uns das Gefühl, unerfüllt zu sein, als fehle immer noch etwas. Und genau so ist es auch! Was fehlt, ist das umfassende Erlebnis der Sinne, die zu stimulieren wir uns solche Mühe geben, und die starke sinnliche Weisheit unseres Körpers. Allzu oft kritisieren und ignorieren wir unseren Körper oder versuchen ihn zu ändern. Aber wie könnten wir ohne ihn jenes Wunder erfahren, das Sex und Sinnlichkeit bedeuten?

Ihre innere Venus weiß, daß Sie vollständig in Ihrem Körper sein müssen, wenn Sie allein oder mit Ihrem Mann eine gute Liebhaberin sein, die körperliche Liebe genießen und tagtäglich neue sexuelle Wonnen entdecken wollen. Sie müssen Ihren Körper als geheiligten Tempel Ihrer Sinnlichkeit achten und all seine Räume, Winkel und Ecken bewußt bewohnen. Wenn Sie also die Wollust aus Ihrem Körper locken oder Ihren Liebhaber zu feuriger Leidenschaft anspornen wollen, fangen Sie an, indem Sie sich die Muße nehmen, den Tempel Ihres Körpers bewußt zu bewohnen. Schalten Sie innerlich von äußerer visueller auf innere sinnliche Wahrnehmung. *Spüren* Sie die Empfindungen Ihrer Haut. John Gray, der Autor von *Mars, Venus und Eros*, sagt, Frauen hätten mehr ›Kuschelhormone‹ als Männer, und ihre Haut sei am ganzen Körper zehnmal so empfindlich wie die von Männern, ebenso empfindsam wie die Haut eines Mannes am Penis. Nutzen Sie also diese Extrasensoren der Lust. Konzentrieren Sie sich auf das Prickeln, die auf- und abschwellende Wärme, die Wogen der Lust. Schwelgen Sie in Ihrem Körper. Um Ihr Bewußtsein zu steigern und die Sinne Ihres Körpers zu schärfen, können Sie verschiedene Übungen machen.

1. Reiben Sie etwa zehn Sekunden lang die Hände aneinander, bevor Sie Ihren Körper berühren. Das lenkt erstens Ihr Bewußtsein auf Ihre Hände und die Sinnlichkeit Ihres Körpers; zweitens sensibilisiert es die Hände; drittens macht es die Hände schön warm; und viertens schafft es Energie, die Sie deutlich spüren, wenn Sie die Hände auf den Körper legen. Achten Sie auf das Prickeln!

2. Schließen Sie die Augen, und atmen Sie mehrmals tief und langsam durch. Spüren Sie, wie der Atem in jeden Winkel Ihres Körpers dringt. Lassen Sie es prickeln. Stellen Sie sich vor, Sie würden durch Ihre Brüste und Brustwarzen einatmen. Spüren Sie, wie sie sich mit Wärme und Energie füllen. Konzentrieren Sie sich ganz auf die subtilen Empfindungen und das neue Gefühl von Präsenz in Ihren Brüsten. Dann stellen Sie sich vor, Sie atmeten durch Ihre Vagina ein. Konzentrieren Sie wieder Ihre gesamte Aufmerksamkeit auf diesen Körperteil. Spüren Sie seine Fülle, Wärme und Energie.

3. Eine andere sensibilisierende Atemtechnik aus der Tradition des Tantra nennt sich Atem des Feuers. Setzen Sie sich aufrecht hin, und atmen Sie sehr schnell und tief. Machen Sie beim Ein- und Ausatmen ein zischendes Geräusch. Das wiederholen Sie etwa fünfzehn Sekunden lang (Sie können es bis zu zwei Minuten ausdehnen, aber fangen Sie zunächst langsam an). Dann atmen Sie ganz tief ein, halten den Atem an, zählen dabei bis fünf und atmen langsam tief aus. Wie schon der Name sagt, entfacht diese Atemtechnik Ihr sexuelles Feuer; und wenn Sie das Feuer auf eine bestimmte Stelle Ihres Körpers richten möchten, können Sie das ganz einfach tun, indem Sie Ihre Aufmerksamkeit darauf konzentrieren, während Sie zum Abschluß langsam ausatmen. Spüren Sie, wie der heiße innere Atem tatsächlich an die erotische Stelle wandert, die Ihnen am liebsten ist.

4. Bei rhythmischen Tätigkeiten wie Laufen, Rudern, Singen und der körperlichen Liebe stellt sich der Atem häufig auf den jeweiligen Takt ein. Wenn Sie in Ihrem Atemrhythmus bewußt das erregte Keuchen oder tiefe Stöhnen beim sexuellen Höhepunkt nachahmen, werden Sie feststellen, daß Körper und Geist mit physischer Erregung reagieren und sogar erregende Pheromone freisetzen.

5. Spannen Sie fünf Sekunden lang jeden Muskel Ihres Körpers so fest wie möglich an. Ballen Sie gleichzeitig die Fäuste, ziehen die Schultern hoch, krümmen die Zehen, ziehen den Bauch ein, spannen Beine und Arme an und pressen die Augen zu. Spannen Sie sämtliche Muskeln an. Dann entspannen Sie sich fünf Sekunden lang völlig. Das wiederholen Sie fünfmal. Anschließend entspannen Sie sich, entspannen, entspannen. Lassen Sie los. Schauen Sie, was passiert.

6. Lecken Sie sich am ganzen Körper ab. Fangen Sie an, indem Sie die Zunge über Ihre Fingerspitzen gleiten lassen. Dann wandern Sie weiter zur Handfläche, legen Ihre nasse Zunge um Ihr Handgelenk, lecken den Handrücken und die Knöchel ab, ziehen mit der Zunge eine Linie über Ihren Unterarm, wobei Sie ab und zu daran knabbern, und lassen Ihre Zunge in die Armbeuge schnellen. Das setzen Sie lustvoll über alle Körperteile fort, die Sie erreichen können, und wenn Sie mit Ihrem Liebhaber zusammen sind, bitten Sie Ihn, es Ihnen gleichzutun und Ihren anderen Arm zu lecken und zu beißen.

7. Sensibilisieren Sie Ihren Kopf, indem Sie die Kopfhaut massieren oder sich das Haar einshampoonieren und sich dabei vorstellen, daß Ihr Liebhaber das tut; streichen Sie ausgiebig mit den Fingern durchs Haar, zupfen Sie an Ihren Ohrläppchen, lassen Sie Ihre Fingernägel über die Kopfhaut kreisen, drücken Sie sanft Ihre Schläfen und die Mulden hinter Ihren Ohren, klopfen Sie mit den Fingerspitzen den ganzen Kopf ab, und rubbeln Sie Ihre Kopfhaut fest mit einem Handtuch. Schließen Sie die Augen, und genießen Sie das Prickeln.

8. Nehmen Sie ein Sonnenbad – nackt, wenn möglich. Die Sonne erhöht tatsächlich den Hormonspiegel, erfüllt

Ihren Körper mit köstlich fließendem Verlangen und läßt Ihre innere Venus lebendig werden.

9. Meine Freundin Gloria hat eine simple, aber wirkungsvolle Art gefunden, mit den Empfindungen ihres Körpers in engen Kontakt zu kommen. Wenn ihre erotischen Gefühle aufkeimen, fangen ihre Fußsohlen zu prickeln an. Dann konzentriert sie sich darauf, dieses Prickeln in ihre Vagina oder an eine andere Stelle, an der sie es haben möchte, hinaufwandern zu lassen, indem sie sich so bewegt und atmet, daß die prickelnde Erregung zunimmt. Wie die Vorboten Ihrer körperlichen Erregung auch immer aussehen mögen – prickelnde Füße, weiche Brustmuskeln, brennende Handflächen, weiche Zunge –, konzentrieren Sie sich auf diese Gefühle, und stellen Sie sich bildlich vor, sie in Finger, Brüste, Bauch, Zehen, Kopf und wohin auch immer auszudehnen. Spüren Sie ihnen nach, wie sie durch die Nervenbahnen wandern und Ihren ganzen Körper erwärmen, glühen lassen und erregen.

10. Reiben Sie Ihre Haut mit Pelz, Samt, Sämischleder, Filz, Honig, Olivenöl, kalter Sahne, grober Gesichtsreinigungscreme, Wildleder, kalten Getränkedosen, frischen Porcini (Wildpilzen, deren festes seidiges Fleisch sich wie die Haut an der Spitze eines Penis anfühlt). Stellen Sie sich in den Regen, laufen Sie durch den Wind, stecken Sie Ihre Hände in Schnee, tauchen Sie in einen kühlen, sprudelnden Bach. Legen Sie sich nackt auf den Teppich, einen Holzboden, in den Sand, ein Bett aus Laub. Fragen Sie Ihre innere Venus, wie sie ihre Haut am liebsten verwöhnt, und folgen Sie ihrem Vorschlag.

11. Reiben Sie Ihren ganzen Körper lustvoll mit einer duftenden Lotion ein. Vergessen Sie nicht die Kniekehlen, Achselhöhlen und den Nacken. Konzentrieren Sie sich dabei voll und ganz auf ihre Körperempfindungen – auf die Stelle, die Sie einreiben, auf Ihre Hände, die Ihre Haut streicheln, auf den betörenden Duft. Spüren Sie bewußt die unzähligen Nervenendungen überall auf Ihrer Haut.

12. Massieren Sie sich. Wenn Sie sich vorher die Nägel schneiden, können Sie Ihre Fingerspitzen benutzen, ohne sich zu kratzen. Nehmen Sie sich Zeit, und gehen Sie äußerst behutsam vor. Reiben Sie sich ausgiebig mit parfümiertem oder unparfümiertem Öl ein. Während Ihre Hände über Ihren Körper gleiten, richten Sie Ihre Aufmerksamkeit auf die köstlichen Empfindungen zwischen Fingern und Haut, die jeweils ihre ganz eigene Lust erleben. Fangen Sie bei den Füßen an, und arbeiten Sie sich langsam über Beine und Rumpf hoch, lassen Sie aber die Genitalien bis zum Schluß. Oder fangen Sie mit Kopf und Gesicht an, und arbeiten Sie sich nach unten vor. Für Finger und Hände nehmen Sie sich besonders viel Zeit, da sie äußerst empfindsam sind und im Laufe Ihres geschäftigen Arbeitstages hart geplagt werden. Massieren Sie sich mit langgezogenen, sinnlichen Streichbewegungen, die tief unter die Haut gehen, oder mit sanften kreisenden Bewegungen. Besonders angenehm ist es, mit beiden Händen in großen Kreisen über den Bauch zu streichen. Entdecken Sie mit Ihren Händen alle Spannungsknötchen und kneten Sie sie heraus. Legen Sie die Hände auf Augen, Brüste und Schambein. Streicheln, halten und wiegen Sie Ihren Körper, wie ein Liebhaber es tun würde.

13. Wenn Sie sich einreiben und massieren, können Sie folgende Übung zur bewußten Körperwahrnehmung durchführen. Falls Sie bei einem Fuß angefangen haben, schließen Sie die Augen, und ›lauschen‹ Sie auf die sinnlichen Botschaften, die er Ihnen vermittelt. Wie fühlt er sich an? Möchte er stärker oder sanfter massiert werden? Heben Sie für einen Moment Ihre Hände, und achten Sie darauf, daß der Fuß, den Sie massiert haben, sich wahrscheinlich leichter und vibrierender anfühlt als der andere. Während Sie Ihren Fuß massieren, sagen Sie ihm, wie schön und stark er ist, und danken Sie ihm, daß er sie so gut trägt. Lassen Sie Ihren Fuß all diese Lust in sich aufnehmen. Das gleiche tun Sie mit jedem anderen Körperteil.

* * * * * * * * Kapitel 3 * * * * * * * *

Selbstbefriedigung – Der Schlüssel zum Königreich

»Wir Menschen können uns öfter
und sinnlicher lieben als vielleicht jedes andere
Tier. Und dennoch sind wir hinterher
oft enttäuscht. Warum?
Weil die meisten von uns wie Besitzer einer
kostbaren Stradivari sind,
auf der wir nie zu spielen gelernt haben.«

JOLAN CHANG, *Das Tao für liebende Paare*

Als heiliger Tempel ist Ihr Körper das göttliche Instrument zu Wonnen, die Göttern gemäß sind. Doch bevor Sie dieses Instrument dazu nutzen können, um mit Ihrem Partner wunderbare Musik zu machen, müssen Sie eine Virtuosin auf Ihrer eigenen Stradivari werden. Um andere mit Ihren himmlischen Melodien zu verführen, müssen Sie zunächst sich selbst verführen, indem Sie Ihre tiefe, wilde Sexualität herauslocken, das spannungsgeladene Feuer Ihres Körpers und Ihre eigene Leidenschaft entfachen. Selbst die altägyptischen Götter und Göttinnen befolgten diese Grundregel, denn es heißt, die Sonne habe die Welt geboren, indem sie sich selbst begattete. Danach senkte der weibliche Himmel seinen schönen, kraftvollen Körper über den männlichen der Erde zu jener Vereinigung, aus der das Leben hervorging.

Selbstbefriedigung ist natürliche Weise, das herrliche Geschenk seines Körpers zu ehren und mit der eigenen inneren Gottheit zu kommunizieren. Primitive Höhlenzeichnungen, auf denen die Masturbation dargestellt ist, erotische Dildos, die man in altägyptischen Grabkammern gefunden hat, bis hin zu einem buddhistischen Tempel in Orissa voll wunderbarer Basreliefs mit Männern und Frauen, die sich selbst streicheln, sprechen seit altersher davon. Selbst heutige Sextherapeuten rühmen die Vorzüge der Autoerotik als wichtiges Instrument, sich selbst kennenzulernen und die Beziehung zu verbessern, und sie schwören darauf, daß sexuelle Virtuosität mit einem Liebhaber nur zu erreichen ist, wenn man zunächst ein sexueller Virtuose mit sich selbst wird. Viele Frauen bestätigen das; sie haben mir erzählt, daß ihre ersten Erfahrungen mit körperlicher Liebe recht mäßig oder sogar enttäuschend verliefen, sie aber später lernten, sexuelle Höhepunkte zu erleben und außergewöhnliche Liebhaberinnen zu werden, indem sie sich darauf konzentrierten, ihren eigenen Körper zu sensibilisieren. So war es auch bei mir.

Meine Geschichte

Ich hatte eine sehr strenge, behütete Kindheit und Jugend, in der sexuelle Aufklärung nicht vorkam, obwohl ich immer schon ahnte, daß hinter den Strömungen des Alltagslebens etwas Geheimnisvolles, Mächtiges und potentiell Gefährliches oder Lustvolles lauerte (was beides gleichermaßen verurteilt wurde). Während der High School schmuste und knutschte ich mit meinen Freunden, aber Genitalkontakt kam überhaupt nicht in Frage, ich dachte nicht einmal daran. Mit neunzehn hatte ich schließlich zum erstenmal Geschlechtsverkehr – eine wenig erfreuliche Begegnung mit meinem damaligen festen Freund, die zwar das erforderliche blutige Laken, aber keine sonderliche Leidenschaft, Erregung oder Romantik zur Folge hatte. Spätere Freunde verhalfen mir zu der Erfahrung, daß Sex lustvoller sein konnte, als diese erste Begegnung vermuten ließ, aber welche Sinnlichkeit und Macht ich tatsächlich besaß (und mit der ich alle möglichen sprühenden Funken bei Männern entfachen konnte), erkannte ich erst einige Jahre später, als ich mir einen Vibrator gekauft hatte.

Als eine gute Freundin und Vertraute mir vorschwärmte, wieviel Spaß sie mit ihrem mechanischen Lustinstrument hatte, wollte ich es ebenfalls ausprobieren. Mit einem Mal konnte ich mich völlig auf meinen eigenen Körper und die inneren und äußeren Gefühle konzentrieren, die ich erlebte, ohne auf die Wünsche und Bedürfnisse eines Mannes Rücksicht nehmen zu müssen. Und da der Vibrator so intensiv und unermüdlich war und genau dort blieb, wo ich ihn haben wollte, machte ich die Entdeckung: »Ach, das ist also ein Orgasmus.« Im Laufe der nächsten Monate erkundete ich jeden Zentimeter meines Körpers und lernte meine Hüften, kleinen Zehen, Brüste, Armbeugen, Genitalien und Ohrläppchen um der starken Lust willen zu lieben, die sie mir vermitteln konnten. Ich hörte auf, mich für etwaige Mängel meines Körpers und sogar für die Tatsache zu schämen, daß er mir solche Lust zu bereiten vermochte. Meine ganz persönliche Poesie kennenzulernen, gab mir mehr Selbstachtung, Schwung und natürlichen Charme. Und je mehr ich meinen eigenen Körper genoß, um so leidenschaftlicher und erotischer fühlte ich mich, und um so besser wurde ich als Liebhaberin – und um so mehr Männer fühlten sich zu mir hingezogen. Manche Frauen erzählen mir:

»Ich habe einen wirklich großartigen Liebhaber. Warum sollte ich mit mir selbst spielen wollen?«
»Wenn ich masturbiere, bedeutet das, daß ich keinen Liebhaber bekommen kann und mich mit einem Ersatz begnügen muß.«
»Ich weiß, wie ich meinen Kitzler massieren muß. Was brauche ich mehr?«
»Mein Mann fühlt sich durch meinen Vibrator zu sehr bedroht.«
»Ich masturbiere ab und an, aber es ist irgendwie langweilig.«
»Ich fürchte, Frauenkörper würden mich so sehr erregen, daß ich lesbisch würde.«
»Ist das nicht mehr was für Männer?«
»Das könnte ich nie tun!«
»Ich bin doch nicht sexbesessen!«

Darauf antworte ich dann. Sie können sich mit gutem oder sogar ziemlich großartigem Sex zufriedengeben, allerdings glaube ich, daß Autoerotik einer der wichtigsten Schlüssel zu Ihrem inneren Reich hemmungsloser, gekonnter und stürmischer Sexualität ist. Mit Sicherheit stellt sie den einfachsten, schnellsten und zuverlässigsten Weg dar, Ihre innere Venus zu entfesseln. Und falls Sie einleuchtende, tugendhafte Gründe brauchen, kostbare Zeit und Energie auf etwas zu verwenden, das als frivoles, bedrohliches oder verrucht selbstsüchtiges Vergnügen erscheinen mag, hier sind sie:

Grund 1:
Selbstbefriedigung ist der wichtigste Schritt auf dem Weg zu einer wirklich großartigen Liebhaberin

Wenn Sie sich auf Ihre eigene völlige Erfüllung konzentrieren, machen Sie sich alle Facetten Ihres Wesens zugänglich – Sie erleben sich als die Wilde, die Liebevolle, die Lüstern-Flittchenhafte, die Gebende, die Zügellose, die Erfinderische und Abenteuerliche, die Aphrodite, die Instinktiv-Ungestüme, die Sexgöttin. Sie entdecken eine vollkommen neue Art, Frau zu sein.

Die Schlüssel zu Ihrem Körper, Ihren Empfindungen und Gefühlen und Ihrer laszivsten Libido liegen in Ihrer Hand. Selbstbefriedigung ermöglicht Ihnen, aus erster Hand herauszufinden:

- Was Sie am meisten erregt – oder ernüchtert.
- Was Ihre Hemmungen überwindet.
- Was sich wirklich gut anfühlt, wenn es langsam und sanft oder schnell und fest geschieht.
- Wie lange Sie stimuliert werden möchten.
- Wie sensibel Ihre Brustwarzen und Ihre Klitoris sind.
- Wo Ihr G-Punkt ist, und wie er stimuliert werden möchte.
- Wie Sie am besten zum Orgasmus kommen.
- Wie Sie Ihre sexuelle Erlebnisfähigkeit erweitern, um mehrfache Orgasmen zu erleben.

Wenn Sie sich mit Ihren Sexualorganen und der Lust, die sie vermitteln können, vertraut machen, werden Sie entdecken, wie schön und stark sie sind; vielleicht werden Ihre Genitalien sogar zu Ihrem Lieblingskörperteil. Ich kenne eine Frau, die ihre rosafarbenen, blütenähnlichen inneren Schamlippen als einen ihrer wichtigsten Körpervorzüge empfindet. Wie sie sagt, sind Männer von ihren großen, fleischigen Schamlippen fasziniert und möchten sie endlos streicheln und küssen.

Wenn Sie Ihre ganz persönlichen erogenen Zonen und erotischen Vorlieben kennenlernen und wecken, wenn Sie selbst herausfinden, wie sich die festen Kontraktionen Ihrer Vagina für einen Mann anfühlen, wenn Sie sehen, wie sexy Sie mit wogenden Hüften, aufgerichteten Brustwarzen und beim Orgasmus aussehen, besitzen Sie die tiefgreifende Erfahrung jener spannungsgeladenen sexuellen Energie, die Ihnen zu Gebote steht und die Sie genießen und geben können. Sie *wissen*, daß Sie eine herrlich gefährliche Waffe der Liebe sind.

Und wenn Sie all Ihre umfangreichen sexuellen Vorzüge und Möglichkeiten fest im Griff haben, niemanden außer sich selbst brauchen, aber die ganze Welt der Sinnlichkeit wollen und beherrschen, sind Sie bereit, den Körper eines Mannes, seine Seele und jene wichtigste erogene Zone von allen – seine Fantasie – voll zu entfachen.

Grund 2:
Selbstbefriedigung gibt Ihnen das Gefühl, sexy zu sein

In *203 Ways to Drive a Man wild in Bed* habe ich erklärt, das erste Geheimnis von großartigem Sex sei: »Fühle dich sexy, dann bist du sexy.« Einer der schnellsten, sichersten und angenehmsten Wege, zu diesem Gefühl von Macht und Sinnlichkeit zu gelangen, ist, Ihren Körper und Ihre Seele mit ein bißchen Eigenliebe zu verwöhnen.

Denn an Sex zu denken, gibt Ihnen das Gefühl, sexy zu sein; sich auf Sex vorzubereiten, gibt Ihnen das Gefühl, sexy zu sein; Ihren Körper zu kennen und zu schätzen, gibt Ihnen das Gefühl, sexy zu sein; Ihre Genitalien zu lieben, gibt Ihnen das Gefühl, sexy zu sein; zu sehen, wie schön Sie sind, wenn Sie vor Erregung glühen, gibt Ihnen das Gefühl, sexy zu sein; Orgasmen geben Ihnen das Gefühl, sexy zu sein. Und Ihre Sexualhormone anzuregen, gibt Ihnen das Gefühl, sexy zu sein; denn das ist schließlich ihre physiologische Funktion – Ihren Unterleib gut zu durchbluten, Ihre Vaginalsäfte fließen zu lassen, die empfindsamen Nervenenden in Ihren Genitalien und Brüsten zu aktivieren, Ihre Brustwarzen aufzurichten und die Durchblutung Ihrer Haut anzuregen. Das elektromagnetische Feld, das Ihren Körper umgibt, strömt dann über von sexueller Energie und Potenz.

Selbstbefriedigung steigert Ihre Lustfähigkeit. Je mehr Lust Sie bekommen, um so mehr wollen Sie haben. Je mehr Sie zu genießen lernen, um so besser können Sie mit Lust umgehen. Es ist, als würden Sie endlich das kleine Karussell auf dem Jahrmarkt ausprobieren: Wenn Sie aussteigen, fühlen Sie sich leicht schwindelig und belebt. Und jetzt sind Sie soweit, sich auf das große Karussell zu wagen! Mit der Freude an Sex und Sinnlichkeit verhält es sich ganz ähnlich. All Ihre Sinne werden geweckt, geschärft und verlangen begeistert nach mehr.

Das wichtigste ist jedoch, daß Sie sich sexy fühlen, wenn Sie mit Ihrer inneren Venus verbunden sind. Sie ist der Sitz all Ihrer sinnlichen Triebe, Gefühle und Kenntnisse. Wenn Sie Sie lieben und achten und ihr freie Hand geben, sich auszudrücken, wird sie Sie mit Ihrem reichen Schatz natürlicher sexueller Kraft und Kunstfertigkeit belohnen. Ihre innere Venus *weiß*, wie sie es anstellen muß, sich sexy zu fühlen und sexy zu sein. Sie *ist* Sex.

Grund 3:
Selbstbefriedigung bringt Sie mit Ihrem Körper in Berührung

Meist ignorieren wir unseren Körper. Wir sind zu sehr beschäftigt, komplexe Terminpläne für die Arbeit oder gesellschaftliche Verpflichtungen zu organisieren, wir entwerfen Fünfjahrespläne und stellen Haushaltsetats auf, wir wägen das Für und Wider ab, ob wir einen neuen Kühlschrank oder ein neues Kleid kaufen sollen, wir treffen Entscheidungen, äußern Meinungen, überlegen, ob es gut für uns ist, mit einem neuen Mann ins Bett zu gehen. Selbst aus sportlicher Betätigung machen wir eine streng mentale Obsession, berechnen unseren Puls und unsere persönlichen Bestleistungen. Wir neigen dazu, den Einsatz und die Empfindungen unseres Körpers für weniger wichtig, weniger zuverlässig und weniger real zu halten als den unseres Geistes. Doch diese Trennung von Kopf und Körper kann äußerst selbstzerstörerisch wirken.

Wenn ich die Freuden der Autoerotik vernachlässige, stelle ich fest, daß ich meinem Körper kritischer gegenüberstehe. Ich nehme ihn dann als eine von mir getrennte Einheit mit Puddingschenkeln und Fältchen um die Augen wahr. Ich verliere das aufbauende Bewußtsein für die Rhythmen und Zyklen meines Körpers und der Natur. In solchen Zeiten kenne und liebe ich mich nicht so sehr wie sonst. Nach und nach fühle ich mich dann kraftlos und deprimiert.

Doch ein ausgiebig luxuriöser Abend spielerisch lustvoller Beschäftigung mit mir selbst gibt mir sehr schnell das Gefühl der Einheit von Körper und Seele wieder. Das kann Ihnen ebenso gehen. Indem Sie sich auf die Empfindungen Ihrer Haut, Muskeln und anscheinend unzähligen erogenen Zonen konzentrieren und Ihre Weiblichkeit intensiv erleben, lernen Sie Ihren Körper wieder kennen und in all seinen Wonnen lieben. Vielleicht stellen Sie fest, daß Sie Ihre fleischigen Schenkel und Ihre Falten um die Augen eigentlich mögen; denn auch sie stecken voller Lustgefühle. Ihr Körper, Ihr Geist und Ihre Seele kommen wieder in Einklang miteinander. Sie fühlen sich gesünder, erdverbundener, mehr im Einklang mit sich, menschlicher. Ihr Körper bezieht Sie ein in die ihm eigene Verspieltheit und Liebe zum Tanzen, zur Bewegung und zur körperlichen Liebe. Sie finden wieder Freude an Ihrer Lebendigkeit und sind froh, einen sinnlichen weiblichen Körper zu haben, der zur Lust geschaffen ist.

Grund 4:
Selbstbefriedigung stärkt und steigert die Flexibilität Ihres Liebesmuskels

Fall Sie es noch nicht wissen sollten, der Musculus pubococcygeus (PC-Muskel) ist Ihr primärer Liebesmuskel. Es ist der Muskel, mit dem Sie den Urinfluß hemmen, und wenn er gut trainiert ist, können Sie mit diesem Muskel den Penis eines Mannes massieren und zum Höhepunkt bringen. Es ist auch der Muskel, in dem Sie beim Orgasmus die meisten Kontraktionen erleben, und wenn Sie ihn bei guter Spannkraft halten, verhilft er Ihnen zu stärkeren, besseren und häufigeren Orgasmen. Allein schon, ihn anzuspannen, kann Ihnen das Gefühl vermitteln, sexy und heiß zu sein. Deshalb ist es für lustvollen Sex wichtig, einen starken, beweglichen PC-Muskel zu haben, ob Sie nun Ihre Höhenflüge allein oder zu zweit erleben.

Beim Orgasmus kräftigen Sie Ihren PC-Muskel durch die stärkere Durchblutung und die Kontraktionen, die die Spannkraft fördern. Es ist ein gutes Gefühl, wenn er geübt und gekräftigt wird, und er belohnt Sie mit schöneren Höhepunkten und besseren Möglichkeiten, auch die Lust Ihres Partners zu steuern. Und der beste Weg zu vielen, wunderbar die Spannkraft fördernden Orgasmen ist natürlich die Selbstbefriedigung, falls Ihr Mann nicht rund um die Uhr für leidenschaftlichen Sex zur Verfügung steht.

Grund 5:
Selbstbefriedigung lehrt Sie, wie Sie einfach und schnell zu – vielen – Orgasmen kommen

Viele Frauen hatten mit oder ohne Partner noch nie einen Orgasmus. Viele sind sich nicht sicher, ob sie je einen hatten oder nicht. Viele Frauen täuschen einen Orgasmus vor, nur um ihre Ruhe zu haben oder seine Gefühle nicht zu verletzen. Nach neueren Umfragen erreichen ausschließlich durch Geschlechtsverkehr nur etwa 30 Prozent der Frauen einen Orgasmus, dagegen kommen durch Masturbation 80 bis 99 Prozent zum Höhepunkt. Das ist erstaunlich. Es ist völlig normal und sehr verbreitet, daß eine Frau allein durch den Geschlechtsverkehr *nicht* zum Orgasmus kommt. Die meisten Frauen brauchen zusätzliche Stimulation, um ihr sexuelles Potential voll zu entfalten und zu genießen, glauben aber dennoch, daß sie eigentlich allein durch den Penis ihres Liebhabers zum vollen Höhepunkt kommen sollten. Während das bei manchen Frauen durchaus der Fall ist, stimmt es für die meisten nicht. Erst wenn Sie lernen, wie und wo Ihr Körper stimuliert werden muß, um einen Orgasmus zu haben, können Sie anfangen, jederzeit einen Höhepunkt zu erleben, wann immer Sie wollen, einfach und schnell – beim Geschlechtsverkehr, bei der Masturbation mit Ihrem Partner und durch Selbstbefriedigung.

Der Körper einer Frau ist eine erstaunliche Lustmaschine, die zu unzähligen Orgasmen imstande ist, großen wie kleinen. Dr. Andrew Stanway schrieb in seinem Buch *The Art of Sensual Loving*: »Die sexuelle Gesamtbilanz einer Frau während ihres Lebens (Geschlechtsverkehr und Orgasmen durch Selbstbefriedigung) ist vermutlich höher als die eines Mannes.« Offenbar sind die Fähigkeiten einer Frau zu sexueller Erfüllung fast unbegrenzt. Und je mehr Orgasmen Sie haben, um so besser lernt Ihr Körper, auf Stimulationen aller Art zu reagieren, und um so einfacher wird es, mehr und schönere Höhepunkte zu erleben.

Am besten läßt sich diese Erlebnisfähigkeit Ihres Körpers, mühelos zum Orgasmus zu kommen, durch

Selbstbefriedigung üben. So können Sie alle Arten lustbringender Stimulationen ganz für sich allein ausprobieren, ohne sich Gedanken machen zu müssen, ob Sie zu lange brauchen, albern aussehen oder etwas unglaublich Verrücktes tun. Wenn Sie herausfinden, daß Sie Ihre Klitoris zwanzig Minuten lang ununterbrochen massieren müssen, um zum Höhepunkt zu kommen, sind Sie einem großen Geheimnis auf die Spur gekommen. Wenn Sie entdecken, daß es Sie alles vergessen läßt, wenn Sie Ihre Brustwarzen oder Ihren Anus massieren, während Sie Ihren Finger rhythmisch in Ihren Liebestunnel stoßen, haben Sie den Schlüssel zu Ihren orgastischen Wonnen gefunden. Die Wahrscheinlichkeit, daß Sie solche Dinge im Zusammensein mit Ihrem Mann nicht entdecken, ist recht hoch. Vermutlich wäre es Ihnen peinlich, Ihren eigenen Körper zu erkunden, oder Sie wären viel zu sehr damit beschäftigt, sich um seine Lust zu kümmern, oder Sie hätten einfach nicht genügend Zeit, weil er bereits seinen Orgasmus hatte und eingeschlafen ist. Hören Sie auf, sich selbst zu verleugnen! Benutzen Sie Ihre Hände, und lehren Sie Ihren Körper, wie er zu höchster Lust kommt.

Grund 6:
Selbstbefriedigung gibt Ihnen Kontrolle über Ihre eigene Lust

Wenn Sie Ihren Körper und seine sexuellen Reaktionen wirklich gut kennen, können Sie steuern, ob, wann und wie Sie einen Orgasmus haben wollen. Sie wissen genau, was Sie brauchen, um warme, fließende Empfindungen in Ihrem ganzen Körper zu erzeugen und jene köstlichen Kontraktionen des Orgasmus herbeizuführen. Dann können Sie Ihren Partner anleiten, Ihnen zu mehrfachen Orgasmen zu verhelfen, falls Sie das möchten. Wichtig ist, daß Sie genau wissen, was Sie wollen und brauchen, und genau wissen, wie Sie es erreichen. Sie sind Ihre eigene Herrin.

Sicher kommen auch Zeiten, in denen es keinen Mann in Ihrem Leben gibt. Zum Glück bedeutet das nicht, daß Sie Ihre innere Venus aufgeben müßten, denn während Sie sich Ihrer Lust allein hingeben, können Sie in Ihrer Fantasie die unerhörtesten Begegnungen erleben und sich jede Berührung, jeden Kuß und jede Zärtlichkeit genauso vorstellen, wie und von wem Sie sie gern hätten. Ihr imaginärer Sexpartner ahnt jeden Ihrer sexuellen Wünsche voraus und wird es nie müde, Sie zu den Gipfeln Ihrer Lust zu führen. Ich hatte mehrere hinreißende Affären mit einem Mel Gibson meiner Fantasie, bei denen er mich drei Stunden lang am ganzen Körper leckte, anderthalb Stunden meine Brüste genauso massierte und küßte, wie ich es mag, und mich dann eine dreiviertel Stunde lang hart und schnell liebte, bis wir beide in wonnige Erschöpfung sanken.

Und selbst wenn es einen Mann in Ihrem Leben gibt, ist er manchmal vielleicht nicht da, krank oder einfach nicht in Stimmung. Dann stehen Ihnen immer Ihre eigenen liebevollen Hände zur Verfügung. Manchmal ist Ihr Mann vielleicht einfach erschöpft, nachdem er Ihnen zehn Orgasmen hintereinander bereitet hat, daß Ihnen Hören und Sehen verging, aber Sie möchten an diesem Abend vielleicht einen elften. Bei solchen Gelegenheiten haben Sie immer die Möglichkeit, allein auf den Wogen der Leidenschaft weiterzureisen. Mit anderen Worten, Sie sind nicht auf Gedeih und Verderb auf die Stimmungen, Fähigkeiten oder die Anwesenheit eines Sexualpartners angewiesen, um Ihre eigene Ekstase zu genießen.

Grund 7: Selbstbefriedigung macht selbstbewußt in allen Lebensbereichen

Wenn Sie wissen, wie Sie sich selbst Lust bereiten können, und merken, daß Ihnen diese Möglichkeit jederzeit offensteht, ohne auf einen anderen angewiesen zu sein, beziehen Sie daraus ein enormes Selbstbewußtsein und das Gefühl, unabhängig zu sein. Sie sind selbstsicherer, mehr von Ihrem eigenen Wert überzeugt und fühlen sich stärker.

Dieses belebende Gefühl von Potenz greift natürlich auch auf andere Lebensbereiche über. Zu lernen, die Verantwortung für Ihren eigenen sinnlichen Genuß zu übernehmen, gibt Ihnen das Selbstvertrauen, die gleiche Initiative auch in anderen Bereichen zu entwickeln. Die Lebendigkeit und Stärke, die Sie als Venus aus eigener Kraft entfalten, verhilft Ihnen zu dem Bewußtsein, ein faszinierendes und grenzenlos fähiges Wesen zu sein, ganz gleich, welche Rolle Sie gerade ausfüllen. Meine Freundin Charlotte, eine Bankangestellte, sagte: »Jetzt, wo ich mit der ganzen Bandbreite meiner Gefühle und Erfahrungen in Verbindung stehe, fühle ich mich vollständiger und mehr als eine Ganzheit. Ich weiß, zu welchen erstaunlichen Dingen ich in allen Bereichen meines Lebens fähig bin. Und ich mag mich dafür.«

Nach Forschungsergebnissen, die Lonnie Barbach in ihrem Buch *For Yourself. Die Erfüllung weiblicher Sexualität* anführt, »beschreiben Frauen, die regelmäßig Orgasmen erleben, sich selbst als zufrieden, gutmütig, einsichtig, selbstbewußt, unabhängig, realistisch, stark, fähig und verständnisvoll, während Frauen, die nie einen Orgasmus haben, sich als verbittert, verzweifelt, unzufrieden, mißtrauisch, launisch, unreif, gehemmt, voller Vorurteile und trübsinnig bezeichnen«. Mir wäre es wesentlich lieber, eine Frau um mich zu haben, die häufig Orgasmen hat. Ihnen nicht? Und das gilt sicher auch für Ihren Mann oder Liebhaber, Ihre Kinder, Kolleginnen und Freunde. Wenn Sie glücklich, stark und ausgefüllt sind, werden Sie für den Rest der Welt zu einer Bereicherung. Und Sie wissen es.

Grund 8: Selbstbefriedigung ist der Schlüssel zur Überwindung sexueller Schuldgefühle und Hemmungen

Je mehr Zeit Sie darauf verwenden, Ihren eigenen Körper kennenzulernen – sich in ihm wohl zu fühlen, all die herrlichen Dinge zu mögen, die er für Sie tun kann, und zu sehen, wie schön er in Ruhe und in allen Phasen der Erregung ist –, um so mehr lernen Sie verstehen, daß sexuelle Lust eine natürliche und besonders wunderbare Gabe des körperlichen Lebens ist. Unser Körper wird gern gestreichelt und liebkost; er blüht dadurch auf. Wenn man ihn körperlicher Zuneigung beraubt, kann er sogar krank werden.

Sobald Sie herausfinden, daß Selbstbefriedigung etwas Natürliches und Schönes ist, wodurch Sie sich selbst besser fühlen und allen in Ihrer Umgebung liebenswerter erscheinen, wird Sie das von allen Schuldgefühlen befreien, die Sie mit sich herumschleppen. Es reißt die Mauern der Hemmungen ein und hilft Ihnen, Ängste und muffige alte Tabus über Bord zu werfen, die Sie daran gehindert haben, Ihr Dasein als natürliche Venus zu genießen. Und wenn Sie sich erst einmal von den etwaigen sexuellen Schuldgefühlen befreit haben, die in all den finsteren Winkeln Ihres Inneren lauern, werden Sie imstande sein, Ihre Sexualität und Ihr wahres Wesen freier zum Ausdruck zu bringen – und zwar *mit* Ihrem glücklichen Liebhaber. Dann können Sie anfangen, Sex mehr zu genießen.

Grund 9: Selbstbefriedigung fördert Gesundheit, Wohlbefinden und Energie

Ihre Sexmuskeln stehen nicht isoliert da. In einem alten Lied heißt es: »*The sex bone's connected to the thigh bone; the thigh bone's connected to the back bone*« (»Der Sexknochen ist verbunden mit dem Schenkelknochen; der Schenkelknochen ist verbunden mit dem Rückgrat«). Gesunde, spannkräftige Becken- und Vaginalmuskeln fördern gesunde, spannkräftige Bauchmuskeln, Beinmuskeln und so weiter. Ganz zu schweigen von der erhöhten Durchblutung und Energie, die den gesamten Körper durchfließt, wenn Sie ihn mit lebhafter Selbstbefriedigung trainieren. Körperliche Betätigung sorgt für gesunde, zufriedene Muskeln. Außerdem steigert sie Ihre Energie und setzt Endorphine frei, die ein Wohlgefühl erzeugen. Laut Dr. Deepak Chopra produziert der Körper bei jeder positiv belebenden Aktivität – und ich denke, die meisten von uns werden bestätigen, daß das lustvolle Liebesspiel mit dem eigenen Körper eine solche Aktivität ist – einen Stoff namens Interleukin-2, ein stark krebsverhütendes Neuropeptid, das das chemische Äquivalent des Körpers zu einem Glücksgefühl darstellt. Schwelgen Sie also zu Ihrer seelischen und körperlichen Stärkung, die langfristig Ihre Gesundheit fördert – manche Frauen sagen sogar, daß sie sich dadurch jünger fühlen – in Ihrer Lieblingsform genüßlichen Solospiels mit Ihrer Lust.

Grund 10: Selbstbefriedigung reduziert Streß und Spannungen

Die intensive muskuläre und emotionale Entspannung durch einen selbst herbeigeführten Orgasmus wirkt belebend und erfrischend bei Sorgen, Verspannungen, beruflichem Streß, Anspannung durch Verkehrsstaus oder der Frustration nach einem mißlungenen Friseurbesuch. Streß und Spannungen reduzieren die Durchblutung und Energie Ihres Körpers und hemmen Kreativität, Gesundheit und Lebensfreude. Wie eine gute Massage kann auch Selbstbefriedigung diese Spannungen durch die einfache Berührung eines Fingers lindern und lösen. Meine Freundin Diane, die beruflich sehr gefordert ist, erklärt: »Manchmal, wenn ich eine anstrengende Arbeitswoche habe, masturbiere ich jeden Tag. Ich weiß nicht, wie ich sonst den Streß aushalten sollte, der mit intensiven Arbeitstagen voll hektischer Meetings und unmöglicher Terminpläne verbunden ist.«

Grund 11:
Selbstbefriedigung fördert ruhigen Schlaf

An Abenden, an denen Ihnen tausend Dinge durch den Kopf gehen, und Sie nach einem intensiven Gespräch oder Erlebnis noch ganz aufgedreht sind oder vor Sorgen ständig die Decke anstarren, können Sie den Sandmann in Ihr Bett locken, indem Sie sich mit streßlösender Massage verwohnen. Es ist wissenschaftlich erwiesen, daß ein schöner Orgasmus, den Sie sich selbst verschaffen können, Ihre Muskeln entspannt und das Gehirn auf Alphawellen (die Gehirnwellen des Schlafs und der Kreativität) oder sogar auf Thetawellen (Tiefschlaf) einstimmt. Und diese ›Schlaftablette‹ hat keinerlei Nebenwirkungen und läßt Sie morgens nicht benommen, sondern voller Energie aufwachen.

Grund 12:
Sie brauchen nicht auf Wohlgefühle zu verzichten, wenn Sie oder Ihre Genitalien unpäßlich sind

Nehmen wir an, Sie haben eine Infektion, hatten kürzlich eine Operation, die nichts mit dem Unterleib zu tun hatte, sind in den letzten Schwangerschaftswochen, haben gerade erst entbunden oder haben Ihre Periode. In solchen Zeiten ist es vielleicht nicht angenehm, ratsam oder sicher, mit einem Partner in Liebesspielen zu schwelgen. Doch gerade in solchen Zeiten brauchen Sie meist *mehr* und nicht etwa weniger Liebe. Gerade dann könnten Sie die magische Heilkraft sinnlicher Wonnen wirklich brauchen. Zum Glück können Sie sich selbst immer mit genau den richtigen Zärtlichkeiten und liebevollen Streicheleinheiten versorgen, um Ihre Seele zu besänftigen und die lebendige Verbindung zu Ihrer inneren Venus aufrechtzuerhalten.

Grund 13:
Bei älteren Frauen fördert Selbstbefriedigung die Feuchtigkeitsproduktion der Vagina und vermindert das Unbehagen durch Trockenheit

Wenn Sie Ihre Vaginaldrüsen vor, während und nach den Wechseljahren aktiv halten, fördern Sie eine regelmäßigere Feuchtigkeitsproduktion. Das macht Sie also auch für Ihren Mann saftiger. Wenn Sie Ihre Vaginalmuskeln und den Hormonfluß in Übung halten, bleiben Sie sexuell aktiv und mit Ihrer inneren Venus in Verbindung.

Grund 14:
Selbstbefriedigung lindert Menstruationskrämpfe

Spannkräftige und durch häufige Orgasmen geübte Vaginalmuskeln haben unter anderem den Vorzug, daß sie kräftiger, elastischer und besser in der Lage sind, mit den inneren Bewegungen umzugehen, die mit der Menstruation einhergehen. Die Kontraktionen, die mit dem Ausstoßen nicht mehr gebrauchten Blutes aus der Gebärmutter verbunden sind, gestalten sich daher weniger intensiv, krampfhaft und schmerzhaft. Und diese Kontraktionen müssen nicht die umgebende Bauch- und Rückenmuskulatur einbeziehen, um ihre Aufgabe zu erfüllen. Die meisten Frauen, die sich das Liebesspiel mit sich selbst zur Gewohnheit machen, stellen fest, daß sie weniger Unterleibskrämpfe und erheblich weniger oder gar keine Rückenschmerzen während der Menstruation haben. Eine angenehme Nebenwirkung, oder?

Grund 15: Selbstbefriedigung fördert das Liebesspiel mit Ihrem Partner

Ihre leidenschaftliche Erregung steigert zwangsläufig auch seine Glut.

Wenn Sie einen kräftigen Vaginalmuskel haben, um dem Liebesorgan Ihres Mannes zu schmeicheln, und wenn Ihr Körper bereit ist und darauf brennt, viele Orgasmen zu erleben, vermitteln Sie seinem Körper neue Spannkraft und sexuelle Fantasie.

Wenn Sie all Ihre erogenen Zonen und persönlichen Vorlieben kennen, können Sie als Liebhaberin wesentlich selbstbewußter und kreativer sein. Sie können ihn sanft dazu bringen, Ihre inneren Schamlippen gegen den Uhrzeigersinn zu massieren, falls es das ist, was Sie erregt, und ihn so die Macht spüren lassen, Sie zu einem bebenden Höhepunkt zu bringen. Sie können ihm alle möglichen neuen Liebesspiele beibringen. Und falls Sie glauben, daß Ihr Mann Sie eigentlich gar nicht so schamlos aktiv haben möchte, sollten Sie umdenken.

Nach Sexumfragen, die 1991 in dem Buch *Do You Do It with the Lights on?* veröffentlicht wurden, wollten 91 Prozent – bei den Dreißig- bis Vierzigjährigen sogar 98 Prozent – der Männer nicht nur, daß ihre Partnerin eine aktivere Rolle beim Liebesspiel übernimmt, sie wünschten sich auch, daß sie die Position, den Ort und die Vorgehensweise bestimmt.

Wenn Sie sexuell unabhängig sind, fühlen Sie sich freier, diese lüsterne Sexualität auch bei Ihrem Mann zum Ausdruck zu bringen. Auf diese Weise fühlt er sich nicht so unter Druck gesetzt, Leistung zu erbringen oder herauszutüfteln, wie er sie zu größeren Höhenflügen anspornen kann als jeder andere. Er muß keine schlaflosen Nächte über der Frage verbringen, ob er Manns genug ist, Ihnen zu den Mehrfachorgasmen zu verhelfen, die Frauen heimlich erwarten, wie er gelesen hat. Sie können ihm verführerisch zeigen, wie es geht. Ihr entspanntes Selbstvertrauen und Ihre Euphorie färben sanft auf ihn ab und bringen auf magische Weise seine natürlichen Fähigkeiten und Talente zum Vorschein.

Wenn Sie lernen, mit sich selbst intim zu sein, können Sie auch mit Ihrem Partner intimer umgehen. Umgekehrt wird Ihre größere Offenheit ihn ermutigen, intimer mit Ihnen zu sein. Und so wächst und gedeiht jene schwer zu fassende Seelenverwandtschaft, die wir Intimität nennen, auch in Ihrer Beziehung. Ein Liebhaber sagte mir einmal: »Wenn du offen mit mir über deine Gefühle sprichst und mir zeigst, daß du verletzlich bist und nicht alles im Griff hast, habe ich das Gefühl, daß ich dir gegenüber auch offen und verletzlich sein kann. Und das macht mir ein gutes Gefühl.«

Wenn Sie sich regelmäßig selbst befriedigen, fühlen Sie sich erotisch attraktiv. Und Sie *sind* es auch. Sie wollen öfter mit Ihrem Mann schlafen und tun es mit mehr Genuß und Können. Und er wird glauben, er sei im Himmel.

Und wenn Sie erst einmal gelernt haben, sich unbefangen und mit Lust selbst zu befriedigen, können Sie Ihrem Liebhaber eine wirklich heiße, provokative Show bieten. Männer lieben es, Frauen zuzusehen, wenn sie sich Lust machen. Ob Sie ihn nun fesseln und stundenlang zusehen lassen, oder ob Sie beim Vorspiel Ihren Finger naß machen und schnell in sich hineingleiten lassen, während Sie ihm in die Augen sehen, er wird fasziniert sein. Jede wirklich gute Venus hat diesen appetitanregenden Akt in ihrem sexuellen Repertoire. (Weitere Einzelheiten zur Selbstbefriedigung für und mit Ihrem Partner siehe in Kapitel 10.)

Grund 16:
Im Zeitalter von AIDS ist Selbstbefriedigung die sicherste Form von **safer sex**

Wenn Sie nur mit sich selbst Sex haben, laufen Sie ganz offensichtlich keinerlei Gefahr, sich mit Krankheiten anzustecken, die durch Geschlechtsverkehr übertragen werden. Und das ist heutzutage durchaus keine geringe Sorge.

Doch selbst beim Sex mit einem Partner kann es eine lustvolle Art von sicherem Sex sein, für und miteinander zu masturbieren. Mit Händen, Vibratoren, Dildos und zahllosen anderen Sexutensilien läßt sich körperliche Liebe und lustvolle Sexualität erleben, ohne Körperflüssigkeiten auszutauschen. Und die sinnliche Feuchtigkeit von leidenschaftlichem Sex können Sie auch ohne Körperflüssigkeiten erleben, wenn Sie spielerisch saftige Früchte hinzunehmen – Gurken, Zucchini, Pfirsiche, zerdrückte Bananen und anderes mehr. (Weitere Einzelheiten in Kapitel 9.)

Grund 17:
Selbstbefriedigung steht Ihnen jederzeit zur Verfügung

Morgens, abends und zwischendurch im Büro, auf Reisen, am Strand, im Flugzeug, wenn es Ihnen langweilig ist, Sie sich zu schlecht fühlen oder zu mitgenommen aussehen, um einen anderen Menschen zu sehen, wenn er schläft oder sich ein Fußballspiel anschaut, zwischen dem Tag, an dem er den Jahrestag Ihres ersten Kusses vergißt, und dem Tag, an dem Sie ihm verzeihen, zwischen zwei Liebhabern, nach einer Scheidung, wenn Sie aufgedreht sind, wenn Sie sich einsam fühlen, wenn Sie sich sexy fühlen und niemand sonst da ist, wenn Sie allein vor einem Sexfilm oder dem Bild eines Muskelmannes sitzen, für den Sie sterben könnten – wann immer leidenschaftliche, verrückte Gedanken Ihnen ungebeten in den Sinn kommen, können Sie Ihrer Lust allein frönen und Ihre eigene innere Venus sein.

Eine Freundin von mir erzählte mir, wie sie nach einer dreimonatigen Trennung auf dem Weg zu Ihrem Liebhaber war, und der Gedanke an seine Erektion sie so erregte, daß sie beim Umsteigen auf dem Flughafen in eine Toilette schlüpfte und sich in der winzigen Kabine hastig ihren eigenen drängenden, wenn auch zwangsläufig lautlosen Orgasmus verschaffte. Ihre Hände haben Sie, der Göttin sei Dank, immer bei sich.

Grund 18:
Selbstbefriedigung ist eine der besten Möglichkeiten, Ihre innere Venus zu entfesseln

Seit der Zeit der altsumerischen Göttin Inanna war göttlichen und menschlichen Frauen von Natur aus klar, daß Selbstbefriedigung das magische Sesam-öffne-dich zu ihrem inneren Reich der Macht war. Inanna galt sogar als Schutzgöttin der Selbstbefriedigung, da sie sich in einem ständigen Zustand ekstatischer Vereinigung mit sich selbst befand, aus der die Fruchtbarkeit alles Lebendigen erwuchs. Tatsächlich *ist* die Eigenliebe ein kreativer Zustand, denn wenn Sie wissen, daß Sie jeden Tag ein neuer Mensch und ein schöner, vollkommener Tempel der Lust sind, verleiht Ihre wohlwollende, liebende Kraft allen Menschen in Ihrer Umgebung Leben.

Auch wenn es viele Wege – mental, emotional und spirituell – ins Reich Ihrer inneren Venus gibt, ist doch der körperliche Weg sinnlichen Bewußtseins und selbst geschaffener Lust meist der direkteste, weil er so greifbar nah und leicht zugänglich ist und die Kraft aller fünf Sinne in Hülle und Fülle birgt. Wenn Sie alles, was Sie bisher vielleicht als mechanischen oder körperlich unpersönlichen Akt der Selbstbefriedigung empfunden haben, mit Eigenliebe betreiben, werden Sie feststellen, daß Sie die äußerst mentalen, emotionalen und sogar spirituellen Gefühle der Liebe und Zuneigung heraufbeschwören, die Sie gewöhnlich nur mit einem intimen Partner erleben. Das macht nicht nur mehr Spaß, ist stimulierender und befriedigender, es fördert auch Ihre Selbstachtung und Ihre Fähigkeit, sich selbst und Ihrem Partner Liebe zu geben – und von ihm zu bekommen. Und das ist das Wichtigste im Wesen einer wahren Venus.

* * * * * * * * * Kapitel 4 * * * * * * * * *

Der aphrodisische Körper

»Ins Löchlein am Läppchen der Ohren
steckten sie Blumen aus kostbarem Gold und
Messing, behingen dann noch
den zarten Hals und die schimmernden Brüste
mit goldnen Ketten, womit die
Horen selber sich schmücken, so oft
sie goldene Reifen im Haar
zum lieblichen Reigen der Götter und zum
Hause des Vaters gehn.«

Homerischer Hymnos an APHRODITE,
deutsch von ANTON WEIHER

Selbst Helena von Troja, eine so wunderbare und bezaubernde Frau, daß um ihretwillen ein Krieg geführt wurde, beugte sich vor der ehrfurchtgebietenden Schönheit und Sinnlichkeit Aphrodites, der Königin des Himmels und Göttin der Morgenröte. Obwohl Aphrodite sich ihr in Gestalt einer alten Frau zeigte, eine ihrer Tarnungen, erkannte Helena sie an ihrem wunderschönen Hals, ihren begehrenswerten Brüsten und ihren strahlenden Augen. Die Göttin der Liebe, die meist nackt dargestellt wurde, war völlig unbefangen ihrer Sexualität und ihrem Körper gegenüber und stellte diesen oft zur Schau, indem sie sich lediglich mit Gold schmückte. Ihre unbefangene, unverhüllte Sinnlichkeit und ihr Geschick zur Lust zog zahlreiche liebeskranke Männer in ihren Bann. Aphrodite war eine Frau, die ihre eigenen erogenen Zonen kannte und sie zu aktivieren wußte, um sich und ihre Liebhaber zu erregen. Sie verstand wahrhaftig, daß Weiblichkeit alle Sinne in höchster Form verkörpert und daß es für eine Frau ganz natürlich ist, ihre erotische Seele durch die Lust an ihrem schönen Körper zu pflegen.

Die Aphrodite – oder ihr römisches Pendant, die Venus – in Ihnen zu wecken, bedeutet also, den Genuß an den Freuden und Lüsten Ihres eigenen Fleisches zu erleben und Ihren Körper den in ihm schlummernden Empfindungen und lüsternen Gefühlen zu öffnen. Und die Schlüssel dazu sind Ihre eigenen Hände, geschmückt mit Aphrodites goldenen Ringen und Armreifen. Nutzen Sie also Ihre aphrodisischen Finger, um Ihren Körper zu lieben und zu erwecken, ihn in all seinen Rundungen zu erkunden, seine einzigartigen Lustzonen zu entdecken und zu intensivieren und ihn wie Aphrodites Körper in einen üppigen Tempel erotischer Lüste zu verwandeln.

Es ist ganz natürlich, wenn Sie anfangs einige Hemmungen haben, sich selbst auf jede erdenkliche Weise manuelle Lust zu bereiten, aber versuchen Sie, diese Bedenken abzulegen. Seien Sie so kühn und unbefangen wie Aphrodite. Wenn Sie sich scheuen, alle der folgenden Vorschläge sofort auszuprobieren, ist das völlig in Ordnung. Fangen Sie mit Dingen an, bei denen Sie sich wohl fühlen und die Ihnen Spaß machen. Vielleicht möchten Sie zunächst nur darüber lesen. Wundern Sie sich jedoch nicht, wenn Sie sehr bald versucht sind, ein oder zwei Dinge auszuprobieren, dann immer abenteuerlustiger werden und schließlich sogar Ihre eigenen lüsternen Szenarien der Sololust entwerfen. Lassen Sie es für sich und Ihren Körper auf einen Versuch ankommen, und gehen Sie nur ein kleines Bißchen über die Schwelle Ihrer Verlegenheit hinaus. Schließlich ist niemand da, der Sie verurteilen oder auch nur mitbekommen könnte, wieviel Spaß Sie dabei haben. Trinken Sie etwas Wein. Entspannen Sie sich. Schalten Sie ab. Machen Sie Ihr Haar los. Bürsten Sie es aus. Werfen Sie wie Aphrodite und Venus jede Vorsicht, Hemmung und Verlegenheit über Bord.

Das Boudoir der Venus

Für Ihre innere Venus dürfte es verlockender sein, zum Vorschein zu kommen und zu spielen, wenn Sie ein liebevolles, sinnliches Nest schaffen, in dem sie sich wohl, geborgen und ungehemmt fühlen kann. Bevor Sie also Ihr lustvolles Spiel mit sich beginnen, nehmen Sie sich Zeit, ein Schlafzimmer zu gestalten, auf das jede Venus stolz sein könnte. Legen Sie den Telefonhörer neben den Apparat, oder schalten Sie den Anrufbeantworter ein. Verschließen Sie die Tür, hängen Sie ein Schild hinaus oder tun Sie, was sonst nötig ist, damit Sie ungestört bleiben. Sorgen Sie dafür, daß das Zimmer warm ist, und Sie etwas zu trinken haben. Stellen Sie alles bereit, was Sie vielleicht brauchen könnten – Öle, ein Handtuch, einen großen Spiegel, einen Handspiegel, Parfüm, Wein, sinnliche Speisen, Musik, Dessous, Kostüme, Tücher, sinnliche Stoffe, Kissen, erotische Literatur, Bilder, Filme, spezielle erotische Objekte, Vibratoren, Dildos und andere Utensilien Ihrer Wahl. (Mehr zu Vibratoren und anderen Utensilien siehe Kapitel 9.) Auch wenn Sie nicht jedesmal alle Utensilien brauchen, sollten Sie vorher alles bereitstellen, was Sie eventuell benötigen könnten. Beziehen Sie das Bett mit hübscher, frischer Wäsche, und richten Sie das Zimmer mit Blumen, Kerzen, Räucherstäbchen und beziehungsreichen Bildern oder Fotos her. Konzentrieren Sie sich wirklich darauf, eine besondere, sinnliche und befreiende Atmosphäre für Ihr Ritual der Eigenliebe zu schaffen, denn dadurch fühlen auch Sie sich sinnlich, frei und als etwas Besonderes.

Mit Ihrer Lingerie können Sie Ihrem Venus-Boudoir auch eine freche Note geben. Hängen Sie ein durchsichtiges Negligé über das Fußende des Bettes, Spitzenstrapse an den Griff des Kleiderschranks, mehrere lange Perlenketten an eine Ecke des Spiegels und an die andere einen seidigen Teddy. Drapieren Sie Spitzenstrümpfe über einen Stuhl. Schmücken Sie Ihr Kissen mit einer Federboa und Ihre Nachttischlampe mit einem hauchzarten Tuch. Legen Sie lange Satinhandschuhe auf den Nachttisch. Ihr Boudoir mit Lingerie und Schmuck zu dekorieren, verwandelt es in einen sinnlichen Palast, der Ihre innere Venus einlädt, zu erscheinen – und Ihren Liebhaber anregt.

Die Schönheit der Brüste

Wie jede kluge Liebesgöttin verstanden es sicher auch Venus und Aphrodite, das Beste aus ihren weiblichen Attributen zu machen. Viele Statuen und Gemälde stellen sie dar, wie sie anmutig zwei der prächtigsten und verlockendsten Attribute einer Frau, ihre Brüste, präsentieren. Da Ihre goldenen Äpfel für die meisten feurigen Männer äußerst erregend und für Ihre Berührung oder die eines Liebhabers äußerst empfindsam sind, bieten sie einen sanft femininen Ausgangspunkt für Ihre sinnliche Selbsterregung, zumal zwischen den Brustwarzen und der Klitoris eine direkte Nervenverbindung besteht. Obwohl jede Venus die Empfindungen der Brust und der Brustwarze mit anderer Intensität erlebt, stellten Kasters und Johnson, die bekannten Sexforscher, fest, daß etwa ein Prozent der von ihnen erforschten Frauen tatsächlich in der Lage waren, nur durch Streicheln der eigenen Brüste zum Orgasmus zu kommen. Doch auch uns übrigen kann die Massage der Brust hocherotische Empfindungen vermitteln und dürfte bei den meisten die Libido brodeln und die Liebessäfte fließen lassen.

1. Streicheln Sie zunächst die zarte Haut unter Ihren Armen und an den Seiten mit leichten Berührungen Ihrer Fingernägel und Fingerspitzen. Lassen Sie die Finger über Ihren Bauch gleiten, und wandern Sie mit kreisenden Bewegungen vom Bauch zu Ihren schwellenden Brüsten hinauf. Wiederholen Sie das mehrmals, und lassen Sie sich von den sehnsuchtsvollen Empfindungen davontragen.

2. Lassen Sie Ihre Handfläche mit festem Druck über Ihre ganze Brust kreisen. Massieren Sie eine Brust nach der anderen oder beide gleichzeitig mit beiden Händen, und machen Sie auch dann noch weiter, wenn sich Ihre Brustwarzen aufgerichtet haben. Lassen Sie Ihre Hände schneller, langsamer, fester kreisen. Nehmen Sie die Rundung Ihrer Brust soweit es geht in die Hand, und bewegen Sie sie, ziehen Sie sie heraus, drücken Sie sie hinein, schütteln Sie sie, kneten Sie sie. Stellen Sie sich vor, Ihr Liebhaber streichelt sie. Das machen Sie, bis Ihre Brüste sich warm anfühlen und prickeln.

3. Als ich mich eines Tages seitlich über die Bettkante beugte, um eine Flasche Massageöl aufzuheben, die mir heruntergefallen war, bemerkte ich, daß meine Brüste sensibler waren, wenn sie herunterhingen. Später erfuhr ich, daß das an der besseren Durchblutung der Brustwarzen liegt. Versuchen Sie es also auf jeden Fall mit dieser vornübergebeugten Position. Ihre Brüste fühlen sich dann nicht nur üppiger, voller und empfindsamer an, sondern haben auch mehr Bewegungsfreiheit. Schütteln Sie sie, tätscheln Sie sie liebevoll, pressen Sie sie zusammen und massieren Sie sie wie oben beschrieben.

4. Reiben Sie Ihre Brustwarzen, drücken Sie sie, rollen Sie sie sanft zwischen den Fingern. Erhöhen Sie nach und nach den Druck, kneifen Sie sie zusammen, ziehen Sie daran und halten Sie sie fest, oder ziehen Sie sie hoch und lassen Sie sie in rascher Folge los. Meine Freundin Carrie, eine Computerspezialistin, die derzeit keinen Liebhaber, aber eine Menge Libido hat, sagt, daß sie gern ihre Brustwarzen festhält und dann ihre Brüste schüttelt. Probieren Sie es einmal aus, um die intensiven Gefühle und die visuell erregende Stimulation zu spüren.

5. Legen Sie eine Hand unter Ihre Brust, und schieben Sie sie hoch, wie es ein Push-up-BH tut. Das strafft die Brustwarze. Dann rollen, kneifen und ziehen Sie mit der anderen Hand an der Brustwarze. Machen Sie Ihre Finger naß, um mit ihr zu spielen. Reiben Sie mit den Fingern schnell hin und her. Legen Sie die Fingerkuppe auf die Brustwarze, und drehen Sie sie in kleinen Kreisen. Schnippen Sie leicht mit Ihren Fingerspitzen oder Fingernägeln gegen jede leuchtende Knospe. Ihr Mann wäre fasziniert, wenn er Ihnen dabei zuschauen würde. Machen Sie so weiter, auch wenn Sie schon das Verlangen spüren, sich Ihrer Schamgegend zuzuwenden.

6. In einem sehr stilvollen Sexfilm sah ich einmal fasziniert, wie eine Frau Ihre eigenen Brustwarzen leckte. Obwohl sie sehr kleine Brüste hatte, schaffte sie diesen köstlichen Trick, indem sie ihre Brust mit der Hand dicht an den Mund führte und den Kopf tief herunterbeugte, bis sie ihre Brustwarze mit der Unterseite der Zunge erreichen konnte. Schließen Sie die Augen, und spüren Sie die schmeichelnde Zunge Ihres Liebhabers.

7. Reiben Sie Ihre Brüste und Brustwarzen mit Seide, Samt, Pelz, Federn oder auch rauheren Geweben wie Wolle, Frottee oder einer ganz weichen Bürste.

8. Schreiben Sie sich mit Ihren Fingerspitzen, Sprühparfüm oder Lippenstift den Namen Ihres Partners oder glühende Liebesworte auf die Brust. Setzen Sie mit Ihren Brustwarzen die i-Punkte oder hübsche Schnörkel über entsprechende Buchstaben.

9. Ziehen Sie lange, eng anliegende Lederhandschuhe an, und spielen Sie mit Ihren Brüsten und Brustwarzen.

10. Eine Freundin von mir schlug vor, die Brustwarzen mit einem Eiswürfel zu umkreisen. Sie sagte: »Meine Brustwarzen richten sich sofort auf und fühlen sich naß und feurig an.« Ihr Mann bittet sie oft, ihr dabei zuschauen zu dürfen, und meist leckt er ihr die wäßrigen Tropfen von den aufgerichteten Knospen. Offenbar fühlt auch er sich sofort »ganz naß und feurig«.

11. Tupfen Sie Schlagsahne oder Honig auf Ihre Brustwarzen, oder tauchen Sie sie in Wein. Lecken Sie sie ab – oder lassen Sie *ihn* sie ablecken.

12. Massieren Sie Ihre Brustwarzen mit Wick VapoRub oder einer anderen Creme, die die Körperhitze steigen läßt.

13. Ein altes Foto von einer französischen Kurtisane brachte mich auf die Idee, Rouge auf meine Brustwarzen aufzulegen. Diesen Make-up-Trick möchten Sie vielleicht einmal bei Ihrem Liebhaber ausprobieren, aber versuchen Sie ihn auch einmal ganz für sich allein, und sehen Sie, wie reif und verlockend Ihre Brustwarzen damit wirken. Die Farbe darf ruhig abgehen, wenn Sie Ihre hübschen Rosenknospen massieren. Legen Sie nach Wunsch neues Rouge auf.

14. Eine schamlose Wirtschaftsprüferin, die ich kenne, erzählte mir, daß sie ihre Bleistifte aus dem Büro in der Abgeschiedenheit ihres Boudoirs gern einer besseren Verwendung zuführt. Sie kneift ihre Brustwarzen, bis sie steif sind, und reibt die abgerundeten Radiergummis, die vom täglichen Gebrauch auf dem Schreibtisch ganz weich geworden sind, an ihren sensibilisierten Brustwarzenhöfen.

15. Ziehen Sie einen hübschen Büstenhalter oder ein Bikini- Oberteil an, schieben Sie aber den Stoff der Körbchen so beiseite, daß Ihre Brustwarzen und der größte Teil Ihrer Brüste entblößt sind. Spielen Sie mit Ihren samtigen Knospen. Nun schieben Sie den ganzen BH über die Brust, bis er oberhalb von ihr liegt und sie nach unten drückt. Das erhöht den Druck auf die Brustwarzen und sensibilisiert sie. Massieren, ziehen und kneifen Sie Ihre Brustwarzen. Natürlich können Sie dazu auch sexy Dessous anziehen – Negligé, Teddy, Corsage, einen BH mit Ausschnitten für die Brustwarzen. Es gibt keinen Grund, für sich selbst nicht ebenso umwerfend auszusehen wie für Ihren Liebhaber, und außerdem sensibilisiert der angenehme Extradruck Ihre Brüste zusätzlich. Eine junge Schwesternschülerin aus meinem Bekanntenkreis erzählte: »Die kühle Seide und das tief ausgeschnittene Spitzenoberteil meines Lieblingsunterrocks machen Wundervolles mit meinen Brustwarzen, besonders, wenn ich ihn unter meiner Schwesterntracht trage.«

16. Schmücken Sie Ihre Finger mit Ringen, bevor Sie mit Ihren Brüsten zu spielen beginnen. Je nach Beschaffenheit der Ringe drehen Sie sie vielleicht mit der Oberseite zur Handfläche. Sie sehen hübsch aus und können bei der Massage Ihre Brustwarzen durch unterschiedliche Oberflächenstrukturen reizen.

17. Nehmen Sie beim Spiel mit Ihren Brüsten einen Vibrator zu Hilfe. Stecken Sie einen geriffelten oder genoppten Aufsatz auf, und halten Sie ihn ruhig oder bewegen Sie ihn auf den Brustwarzenhöfen hin und her. Auch kreisende Bewegungen fühlen sich gut an. Meine Freundin Brigitta, eine blasse nordische Schönheit, die seit zwanzig Jahren in einer immer noch lustvollen Ehe lebt, sagt, sie benutzt ein schwedisches Massagegerät, das sie sich auf den Handrücken schnallt. Dann senkt sie ihre vibrierende Hand auf die sensible Haut ihrer Brüste. Manchmal teilt sie dieses köstliche Spiel auch mit ihrem Mann. (Mehr zu Vibratoren siehe Kapitel 9 und 10.)

18. Stellen Sie sich in die Badewanne oder Dusche und benutzen Sie Ihre Massagedusche, um Ihre Brustwarzen mit sinnlichen Gefühlen zu erfüllen. Das ist bei einigen meiner Freundinnen sehr beliebt, die es an ihre Jungmädchenzeit erinnert, als sie nach dem Sportunterricht unter der Dusche standen und über all die erregend neuen Gefühle kicherten, die sie gerade erst entdeckten. Ich fühle mich dabei wie eine polynesische Schönheit, die nackt unter einem dampfenden tropischen Wasserfall steht. Entdecken Sie Ihre eigene fließende Fantasie.

19. Betrachten Sie sich bei einigen oder all diesen Liebkosungen im Spiegel. Staunen Sie über die Schönheit Ihrer goldenen Äpfel, die ebenso strahlen wie die Venus in Ihnen – um Ihren eigenen ästhetischen Sinnen zu gefallen oder Ihren Lieblingsmann zu locken.

Das aphrodisische Vorspiel

Als Liebesgöttinnen wußten Venus und Aphrodite instinktiv, daß Ihre Begierde in der Knospe ihrer Klitoris schlummerte und daß sie sich nur mit äußerster Zartheit zur vollen Blüte ihrer Schönheit bringen ließ. Obwohl jede Liebesknospe anders ist, wissen wir Venusfrauen von heute aus häufiger Erfahrung, daß die meisten es nicht mögen, mit allzu gieriger Hand angefaßt zu werden. Sie haben es gern, langsam erwärmt zu werden. Daher hat Ihre innere Venus Sie mit der instinktiven Gabe versehen, Ihr ganz privates Vorspiel nach Ihrem Geschmack für Ihre Klitoris zu entwickeln. Wenden Sie es solo oder auch mit Ihrem Partner an.

Auch wenn das Spiel mit Ihrer Brust die Sensibilität Ihrer Klitoris bereits geweckt hat, ist es ratsam, sanft und behutsam vorzugehen, wenn Sie diese sensible Zone direkt stimulieren. Manche Frauen berühren die Glans ihrer Klitoris nie direkt, wenn sie sich selbst befriedigen, weil sie zu empfindlich ist. Statt dessen konzentrieren sie sich auf den Schamhügel. Und auch wenn die meisten Frauen zumindest eine gewisse direkte Stimulation der Klitoris brauchen, um einen Orgasmus zu erleben, ist es besser, anfangs nur die Umgebung zu massieren.

1. Streicheln Sie anfangs die Innenseiten Ihrer Schenkel und Ihr Gesäß. Denken Sie daran, wirklich in Ihrem Körper präsent zu sein, wie wir es in den Übungen zum Körperbewußtsein (Kapitel 2) gelernt haben. Spüren Sie die sinnlichen Gefühle, die Sie erzeugen. Wenn Sie zum Genitalbereich kommen, massieren Sie sanft Ihren Anus mit ein oder zwei Fingern (wenn Sie frisch gebadet sind). Reiben Sie mit leichten streichenden oder kreisenden Bewegungen den Damm (zwischen Anus und Vulva), und tätscheln Sie ihn liebevoll. Konzentrieren Sie sich auf das Feuer, das sich im unteren Teil Ihrer Genitalien entwickelt.

2. Die meisten Frauen mögen es, ihren Venushügel ganz mit einer Hand abzudecken. Pressen und massieren Sie ihn sanft in kreisenden und streichenden Bewegungen. Kneten Sie ihn wie Brot, schütteln Sie ihn sachte. Erinnern Sie sich an das Gefühl, wenn der Unterleib Ihres Mannes sich rhythmisch gegen diesen fleischigen Hügel preßt.

3. Halten Sie Ihren Venushügel weiter zärtlich wie eine reife Frucht, und pressen Sie die äußeren Schamlippen zusammen. Dann streicheln Sie sie sanft auf und ab, bis sie sich zu öffnen beginnen und die feuchten inneren Lippen freigeben. Streicheln Sie sie weiter auf und ab, und fahren Sie ab und an in einer langen sinnlichen Bewegung mit der Hand über die inneren Schamlippen bis zum Damm.

4. Vielleicht finden Sie es erregend, sich eingehender mit Ihrem zarten Damm zu beschäftigen. Hocken Sie sich breitbeinig auf die Füße, und schieben Sie den Unterleib kreisend vor, damit Sie ihn leicht erreichen. Streicheln Sie mit schmetterlingszarten Berührungen die Innenseiten Ihrer Schenkel, und lassen Sie Ihre Finger über den Damm gleiten. Reizen Sie diesen empfindsamen Bereich mit den Fingernägeln, und malen Sie Flügel, Blumen und Sterne in die Haut. Kitzeln Sie den Damm zart mit einer Feder oder einem Kosmetikpinsel. Machen Sie einen Finger naß, und beschreiben Sie erregend zarte Kreise. Stellen Sie sich vor, wie provozierend das für einen heimlichen Zuschauer aussehen mag.

5. Meine Freundin Jenny, eine schüchterne Bibliothekarin mit einem leidenschaftlichen Liebhaber, der als gewöhnlicher Postbote verkleidet ist, sagt, wenn sie sich selbst befriedigt, mag sie es, ihren Venushügel mit der ganzen Hand abzudecken und indirekt mit dem Vibrator zu massieren. Sie schlägt vor, einen Finger auf jede Schamlippe zu legen und auch sie vibrieren zu lassen.

Mit der anderen Hand können Sie Ihren Damm und/oder den Anus stimulieren, wenn Sie möchten. Jenny gibt zu, daß sie diesen Trick auch ihrem geliebten Postboten beigebracht hat.

6. Erotische Schriften des Orients berichten, daß die Oberlippe einer Frau unmittelbar mit ihrer Klitoris verbunden ist. Probieren Sie, sich auf die Oberlippe zu beißen oder mit den Fingernägeln der freien Hand über die Oberlippe zu fahren, während Sie Ihren Venushügel und Ihre Schamlippen massieren; das sendet prickelnde Signale an die Rosenknospe, die Sie bald berühren werden.

7. Wenn die Verbindung zwischen Oberlippe und Klitoris nicht sonderlich stark ausgeprägt ist, versuchen Sie, Ihre Lippen mit Vaseline oder einem herrlichen feuchten Lippengel anzufeuchten. Reiben Sie leicht mit den Fingern über Ihre schimmernden Lippen, und lassen Sie einen Finger hineingleiten.

8. Lehnen Sie sich bequem in die Kissen zurück, und lassen Sie Ihre Beine auseinanderfallen. Legen Sie die Hand auf Ihren Venushügel, ohne jedoch Ihre Klitoris zu berühren. Schieben Sie die Haut Ihres Venushügels mit leichtem, aber spürbarem Druck in kreisenden Bewegungen über den darunterliegenden Knochen, zwischendurch tätscheln Sie leicht Ihren reizvollen Lusthügel. Wechseln Sie festes Kreisen und leichtes Klopfen ab, bis Sie anfangen zu stöhnen. Wenn Männer beobachten, daß das ihre Frau ganz heiß und aufgewühlt macht, beziehen sie diese Technik nur zu gern als ›eigene Erfindung‹ in ihr Vorspiel ein. Lassen Sie sich also von Ihrem Liebhaber dabei überraschen.

9. Lassen Sie Ihre Hüften kreisen, wenn Sie Ihren Schambereich streicheln. Winden Sie sich wie eine

Schlange, oder machen Sie rhythmische Stoßbewegungen wie Elvis. Ihre Hand sollte dabei locker genug aufliegen, daß sie bei Ihren Hüftbewegungen leicht über Ihren sich windenden Venushügel gleitet. Eine sehr zurückhaltende Freundin von mir sagt, es befreie ihre wilde, lustvolle Seite, aus ihrem Versteck zu kommen, wenn sie sich gebärde wie ein Rockstar und schamlose Stoßbewegungen mit den Hüften mache. So beginnt sie jedesmal ihre Sololiebesspiele, die Hand anzüglich auf ihrem nackten Geschlecht. Wenn Sie es ausprobieren möchten, können Sie sich ja vorstellen, daß King Elvis persönlich Ihnen Privatunterricht im Hüftenschwingen erteilt.

Die reife Rosenknospe

Das hübsche kleine Organ, dessen einzige Funktion darin besteht, der Frau Lust zu bereiten, erhielt seinen Namen ursprünglich von Aphrodites Zeitgenossen, den alten Griechen. Sie wußten, daß in diesem winzigen Knötchen der Schlüssel zur orgastischen Lust einer Frau lag. Aus dem griechischen Wort für Schlüssel, *kleis*, bildeten sie den Begriff *kleitoris*. Und wie sich jeder Türschlüssel vom anderen unterscheidet, sieht auch bei jeder Frau die Klitoris anders aus, verhält sich anders und hat ihre ganz persönlichen Vorlieben der Stimulation. Die Bandbreite reicht von der Vermeidung jeglicher direkter Berührung über indirekten Druck durch die Handfläche bis hin zu intensiver, eingehender Fingermassage der Glans. Es gibt also keine ›richtige‹ Art, der reifen Knospe Lust zu bereiten. Es gibt nur die Art, die Sie selbst als angenehm, gut und sinnlich empfinden. Und das mag von Tag zu Tag oder von Monat zu Monat je nach Stimmung, körperlicher Verfassung oder Ihrem

Monatszyklus variieren. Horchen Sie also auf Ihre innere Venus, und probieren Sie abenteuerlustig, aber behutsam die Reaktionen Ihres eigenen Körpers aus. Hier nun einige Vorschläge, wie Sie versuchen können, die sinnliche Verbindung zwischen Ihnen und Ihrem eigenen Lustorgan zu vertiefen.

1. Gleitfähigkeit ist nicht nur der Schlüssel zu einer guten Beziehung zu Ihrer Klitoris, sie dehnt auch die Empfindungen auf einen größeren Vaginalbereich aus. Bevor Sie diese empfindsame Knospe direkt streicheln, sollten Sie also dafür sorgen, daß Ihre Finger mit Speichel, den Vaginalsäften, einem Gleitmittel oder Öl angefeuchtet sind. Sie können Babyöl, Kokosöl, Pflanzenöl oder ein gutes Massageöl verwenden. Olivenöl ist vermutlich etwas zu dickflüssig, aber Sonnen-, Distel- und Traubenkernöl eignen sich gut. Parfümierte Massageöle fügen eine sinnliche Note anderer Art hinzu; besonders wirkungsvoll für das Liebesspiel sind Blumenessenzen, Moschus und Ylang-Ylang. Achten Sie aber darauf, daß das Öl, das Sie verwenden, keinen Alkohol enthält, der die empfindlichen Schleimhäute reizen kann. Auch Vaseline ist nicht zu empfehlen, da sie nicht wasserlöslich ist und unangenehme Nebenwirkungen haben kann, wenn sie in die Vagina oder die Harnröhre gelangt.

Experimentieren Sie bei verschiedenen Gelegenheiten mit unterschiedlichen Gleitmitteln. Ihre eigenen Säfte stehen Ihnen auf ganz natürliche Weise immer zur Verfügung und sind äußerst erdig und sexy. Öle sind glitschiger und eignen sich gut für intensive und manuelle Reibung. Parfümierte Öle können exotische Fantasien anregen. Die Wahl liegt ganz bei Ihnen.

2. Anfangs können Sie die ganze Hand – Handfläche, Ballen und die geschlossenen Finger – auf Ihren Venushügel legen und Ihre Klitoris mit leichten, kreisenden

Bewegungen umspielen. Üben Sie mit Handfläche oder -ballen leichten Druck aus, und erkunden Sie mit den Fingern den Schambereich. Behalten Sie die kreisenden Bewegungen bei, während Sie ausprobieren, welche Empfindungen Sie mit unterschiedlichem Druck und verschiedenen Teilen Ihrer Hand auslösen können. Die meisten Frauen empfinden die anhaltende Wiederholung gleichartiger Bewegungen am lustvollsten. Erregend ist auch die Vorstellung, daß Ihr Liebhaber Sie dort mit der Hand oder seinem Penis streichelt.

3. Meine Bekannte Karol, eine sexy Sekretärin, sagt, sie reibt ihre Klitoris gern indirekt über den Schaft. Für Rechtshänderinnen empfiehlt sich die rechte Seite, für Linkshänderinnen die linke. Wechseln Sie ruhig die Seiten, wenn Ihnen danach ist; diese Technik kann ein völlig neues Gefühl verschaffen und die Sensibilität auffrischen, wenn eine Seite ›ermüdet‹.

4. Experimentieren Sie mit unterschiedlichen Berührungen und Rhythmen – leichtes Klopfen, sanfte Massage, fester stetiger Druck, intensives Reiben, spielerisch liebevolle Klapse, schnelles Kreisen, langsame Hin- und Herbewegungen, ausholende Streichbewegungen, abwechselnd mit raschem Tippen, rollende Bewegungen, Kneifen, Vibrationen mit Händen oder Fingern. Wenn Sie eine Berührung entdecken, die Sie an diesem Tag besonders anmacht, bleiben Sie eine Weile dabei. Während Sie Ihren ganz eigenen Rhythmus und Ihre Lieblingsberührungen erkunden, spüren Sie, wie Feuchtigkeit in Ihren Schoß sickert.

5. Wenn Sie es aushalten, versuchen Sie, Ihre Knospe fest mit einem Finger zu massieren. Spielen Sie mit kreisenden, seitlich streichenden oder rollenden Bewegungen. Erzeugen Sie mit Ihrem Finger Vibrationen, indem

Sie die Klitoris fest nach unten drücken. Wiegen Sie Ihre Hüften auf und ab, als würden Sie sich der Berührung eines Liebhabers entgegenwölben, um Ihrem bebenden Zeigefinger entgegenzukommen. Nehmen Sie einen zweiten Finger hinzu. Wenn die Lust zu intensiv wird, hören Sie vorübergehend auf und massieren Ihre Schenkel oder Ihren Bauch.

6. Vielleicht möchten Sie wie meine Freundin Bess, eine Bankangestellte um die Vierzig, versuchen, den Schaft Ihrer Klitoris mit Daumen und Zeigefinger festzuhalten. Rollen Sie ihn zwischen den Fingern, ziehen Sie daran, bewegen Sie ihn auf und ab, drücken Sie ihn, lassen Sie los und rollen Sie ihn weiter. Versuchen Sie es mit zwei anderen Fingern oder mit den Fingern beider Hände. Bess sagt: »Ich brauche sehr viel Stimulation, und diese direkte, handfeste Berührung bringt mich richtig in Schwung.«

7. Spannen Sie rhythmisch Ihre Vaginalmuskeln an, während Sie Ihre Klitoris streicheln. Spannen und entspannen Sie die Muskeln im Anusbereich. Diese straffenden Bewegungen erhöhen die Empfindsamkeit Ihrer Klitorisnerven. Lassen Sie die Kontraktionen zwischen beiden Bereichen hin- und hergehen, während Sie weiter Ihre Lustknospe reiben. Probieren Sie unterschiedliche Rhythmen aus, versuchen Sie es zu Rockmusik.

8. Ich habe mich immer gefragt, warum Frauen in Pornofilmen oft mit beiden Händen die äußeren Schamlippen weit auseinanderziehen, bevor sie sich provozierend streicheln. Oft meinen wir, daß ihr schamloses Verhalten nur dazu dient, einigen verdorbenen Männern eine bessere Sicht zu ermöglichen. Wie üblich habe ich jedoch festgestellt, daß Frauen wesentlich klüger sind. Schließlich erfinden nicht Männer, sondern Frauen diese ungewöhnlichen, kreativen Bewegungen. Sicher, sie machen Männer verrückt, wichtiger ist jedoch, daß sie sich herrlich anfühlen. In eigenen Experimenten habe ich festgestellt, daß sich die empfindsam Haut der Klitoris köstlich entblößt und straff anfühlt, wenn Sie die Schamlippen weit öffnen, wie diese Frauen es tun. Probieren Sie es aus, und stimulieren Sie dann Ihr wunderbares Lustorgan, wie Sie es möchten. Stellen Sie sich vor, Sie wären selbst ein geiler Pornostar – und Ihrem Mann liefe bei jeder Einstellung des Films das Wasser im Mund zusammen.

9. Während Sie so herrlich ausgebreitet daliegen, ist es auch sehr lustvoll, mit Mittelfinger oder Handkante schnell und leicht auf die Klitoris zu pochen. (Wäre ein Klaps mit dem Penis Ihres Liebhabers nicht auch himmlisch?) Massieren Sie sie abwechselnd mit festen kreisenden Bewegungen.

10. Sara, eine Ökotrophologin mit sechs Kindern, erzählt, wann immer sie etwas Zeit für sich erübrigen kann, gehört es zu ihren Lieblingstechniken, sich vom Venushügel bis zur Klitoris zu streicheln, ohne diese direkt zu berühren, und manchmal dabei leicht über ihre Spitze zu gleiten. Mit einer Technik, die sie von ihrem einfühlsam lustvollen Mann übernommen hat, läßt sie ihre Finger ab und an tiefer gleiten, um etwas Feuchtigkeit von ihrer Vagina zu holen und dann mit den nassen Fingerspitzen ihre sensibilisierte Knospe zu umkreisen. Versuchen Sie es, es wird Ihnen gefallen.

11. Wenn Sie einem Mann beim Spiel mit sich selbst zusehen, können Sie viel lernen. Da die Klitoris ganz ähnlich gebaut ist wie ein Penis, können Sie fast alle Methoden männlicher Masturbation auch anwenden, um Ihre Liebesknospe zu streicheln. Versuchen Sie zum Beispiel,

Ihre Klitoris festzuhalten und auf und ab zu streicheln, wie er es mit seinem Penis tun würde. Oder lassen Sie die Finger einer Hand am Kitzler von unten nach oben gleiten, wechseln Sie die Hand, und streichen Sie in rascher Folge immer nur aufwärts. Improvisieren Sie mit allem, was auch bei ihm wirkt.

12. Kneten oder reiben Sie Ihre Schamlippen, während Sie Ihre Klitoris streicheln. Wenn Sie nur eine Hand dazu nehmen, bleiben Rhythmus und Bewegungen einheitlich, Sie können es aber auch mit beiden Händen versuchen und sich mit der einen im Uhrzeigersinn, mit der anderen gegen den Uhrzeigersinn streicheln. Oder Sie können mit einer Hand sanfte Klopfbewegungen machen, während die andere Ihre Klitoris intensiv knetet und massiert.

13. Zupfen Sie zart an Ihrem Schamhaar, während Sie Ihre Klitoris reizen. Bei mir ruft das unweigerlich erregende Erinnerungen an einen wunderbaren Mann wach, der gern den Arm um mich legte und vorn mein Schamhaar festhielt, während er von hinten seinen Penis an meiner Klitoris rieb.

14. Ziehen Sie im Rhythmus des Streichelns Ihrer Klitoris an einer Brustwarze. Rollen Sie beide zwischen den Fingern. Massieren Sie beide mit kreisenden Bewegungen, während Sie Ihre Beine einladend auseinanderfallen lassen.

15. In einem Sexkurs, den ich einmal besucht habe, versicherte uns die Dozentin, daß »jede gute Klitorismassage die Harnröhre einbeziehen sollte, die einen Teil des G-Punkts darstellt und daher für erotische Lust höchst sensibel ist«. Beim nächsten Kursabend bestätigten die meisten Frauen, ich eingeschlossen, begeistert, daß diese

Theorie der Wahrheit entspricht. Machen Sie die Probe aufs Exempel im Namen der wissenschaftlichen Forschung.

16. Kitzeln Sie den unteren Teil Ihrer Klitoris mit einem Finger und streicheln, tätscheln, reiben oder schnippen Sie mit einem anderen Finger die Seite oder Spitze des Kitzlers. Dieser intensive erotische Kniff kann Sie die Wände hochgehen lassen, wenden Sie ihn also behutsam an.

17. Achten Sie darauf, wie sich Ihre Empfindungen verändern, während Sie Ihre Klitoris liebevoll streicheln. Anfangs ist sie empfindlich und möchte behutsam berührt werden. In dem Maße, wie Ihre Erregung wächst und Sie dem Orgasmus näherkommen, schwillt Ihre Knospe an und wird härter und steifer wie der Penis eines Mannes. In diesem Stadium kneten, kreisen oder streicheln Sie sie schneller und vibrieren intensiver. Stoßen Sie Ihren Unterleib gegen Ihre Hand, wölben Sie sich vor und keuchen, stöhnen oder schreien Sie.

18. Meine Freundin Rosie erinnert mich an eine Pflaume, sie ist klein, rund und süß, aber zugleich auch scharf. Sie spricht sehr offen darüber, daß sie sich regelmäßig selbst befriedigt, seit sie fünf Jahre alt war, und sagt: »Ich massiere gern meine empfindsam Stelle [den Damm zwischen Vagina und Anus] mit den Fingerspitzen beider Hände. Dann lasse ich meine Finger zwischen den Schamlippen hinaufgleiten, mache sie naß und fahre über meinen Kitzler, an den äußeren Schamlippen wieder hinunter und zurück zu meiner empfindsamen Stelle. Jedesmal, wenn ich meine Klitoris erreiche, stupse, drücke oder rolle ich sie ein bißchen. Wenn ich das etwas drei Minuten lang mache, bebe ich wirklich. Aber dann lasse ich beide Hände gleichzeitig über meiner Klitoris und meiner empfindsamen Stelle kreisen und fühle mich dabei unerträglich sexy, bis ich einen Orgasmus habe, der meinen ganzen Körper beben läßt.«

19. Wenn Sie Ihr Lustorgan reiben, versuchen Sie zu pressen wie beim Stuhlgang. Das drückt den gesamten Beckenboden nach unten und bringt mehr Druck auf die Klitoris, was sie wunderbar sensibel macht und zittern läßt. Viele Frauen berichten, daß das allein sie schon sehr schnell zum Orgasmus bringen kann.

20. Ziehen Sie Ihre erotischsten Spitzenhöschen an, und massieren Sie Ihre Klitoris durch den Stoff. Ziehen Sie den Schritt zu einem schmalen, straffen Stoffband zusammen, das Sie gegen Ihre pulsierende Liebesknospe reiben können. Da sich das ebenso aufregend anfühlt, wie es im Spiegel aussieht, sollten Sie es im Sinn behalten, wenn Sie mit Ihrem Mann im Bett sind und ihn visuell stimulieren möchten.

21. Eine Technik, die ich nach einem orientalischen Liebestext modifiziert habe, ist eigentlich dazu gedacht, dem ›Jadestengel‹ eines Mannes Lust zu bereiten. Es gibt jedoch keinen Grund, weshalb Ihr ›Rosenstengel‹ sie nicht ebenfalls genießen sollte. Halten Sie Ihren kleinen Stengel zwischen den Fingern, und streicheln Sie ihn im Rhythmus Ihres Herzschlags. Dann streichen Sie einmal schnell ab und auf und kehren wieder etwa zehn Sekunden lang zum langsamen, sinnlichen Streicheln zurück. Es folgen zwei schnelle Auf- und Ab-Striche und wieder zehn Sekunden langsames Streicheln, drei schnelle Striche, dann wieder langsam und so weiter.

22. Wenn Ihr Liebesknopf vor Erregung angeschwollen ist, versuchen Sie ihn zwischen den Fingern zu halten, während Sie mit der Handfläche oder den flachen Fingern der anderen Hand die Spitze leicht kreisend massieren. Wenn Sie möchten, stellen Sie sich vor, daß die pulsierende Eichel Ihres Mannes Sie dort reibt.

Die wollüstige Vagina

Aphrodite war nicht die einzige, die um die wohltuende Wirkung wußte, die es hat, seinen eigenen Körper zu lieben. Seit Urzeiten haben taoistische Medizinmänner und Tantralehrer vertreten, daß man seine Genitalien und die in ihnen wohnende sexuelle Energie vorbehaltlos lieben muß, um an Körper und Seele ganzheitlich gesund zu sein. Wenn Sie Ihre Vagina als geheimnisvolle Höhlenheimat der heiligen Lebenskraft kennen und lieben gelernt haben, werden Sie selbst eine neue, sinnlichere Beziehung zu Ihrer Weiblichkeit, Ihrer Sexualität und Ihrem Mann entwickeln.

Manche Frauen ziehen es vor, die Wollust Ihrer Vagina zu erkunden, bevor Sie sich der Klitoris zuwenden, da sie diese zarte Knospe anfangs als zu empfindlich erleben, andere finden, daß es die spärlicheren Nervenenden der Vagina erwärmt und empfänglicher für erotische Berührungen macht, wenn sie mit der Massage der Klitoris anfangen. Ganz gleich, wie Ihre persönlichen Vorlieben sind, ist es köstlich, beide erogenen Zonen gleichzeitig zu stimulieren. Die folgenden Techniken können Sie zusammen mit der Massage Ihrer Lustknospe oder für sich allein versuchen. Mischen und kombinieren Sie sie ganz nach Belieben.

1. Streicheln und massieren Sie die gesamte Umgebung Ihrer Vaginalöffnung. Fahren Sie mit einem Finger über den feuchten Spalt, und öffnen Sie ihn sachte immer weiter. Ziehen Sie die Schamlippen auseinander, und streicheln Sie die feuchte Haut unmittelbar innerhalb der Öffnung. Viele Frauen empfinden die Gefühle um so intensiver, je weiter ihre Vaginalöffnung gedehnt ist. Genießen Sie das Gefühl verletzlicher Blöße.

2. Tauchen Sie einen oder zwei Finger in Ihre wollüstig feuchte Furche. Das hält nicht nur Ihre Finger naß, um die Klitoris besser zu streicheln, es vermittelt auch eine weitere Empfindungebene. (Kurze Fingernägel sind ratsam.) Drücken Sie gegen die vordere Scheidenwand, um die Rückseite der Klitoralmembran zu fühlen und ihre feuchte Empfindsamkeit von dieser Seite zu erkunden. Wenn Sie die freien Finger krümmen, können Sie die Fingerknöchel gleichzeitig von außen gegen die Klitoris pressen.

3. Lassen Sie ein oder zwei Finger rhythmisch in Ihrer Vagina vor- und zurückgleiten, wie Sie es beim Penis Ihres Liebhabers mögen. Winkeln Sie die Hand ab, und lassen Sie Ihre Finger lustvoll alle Winkel und Seiten Ihres Vaginalkanals erkunden. Öffnen Sie die Schamlippen weit. Bewegen Sie sich schnell, langsam, stimulieren Sie sich erbarmungslos.

4. Eine sehr sinnliche Frau aus meinem Bekanntenkreis mag es gern, nur einen Finger etwa fünf Zentimeter tief einzuführen. Dann krümmt sie den Finger und reizt erst die obere, dann die untere Wand ihres Vaginaltunnels. Sie sagt, das sei eine ›herrliche Folter‹.

5. Reiben Sie bei den letzten beiden Übungen Ihre Klitoris mit dem Daumen der gleichen Hand, oder zupfen Sie an Ihren Schamlippen. Das wirkt ganz ähnlich wie das Ziehen eines Penis, der zwischen all diesen empfindsamen Geweben hinein- und heraustaucht.

6. Entsprechend einer Technik, die ich beim Hähnchenfüllen verwende, habe ich entdeckt, daß es sich himmlisch anfühlt, den Daumen in die Vagina zu stecken und gegen die anderen Finger kreisen zu lassen, um so das dünne, nasse Häutchen Ihrer Vaginalwand zwischen den Fingern zu massieren. Versuchen Sie Ihr ganz eigenes Rezept.

7. Wenn Ihre Vagina vor Erregung und sexuellen Säften angeschwollen ist, ist sie empfänglicher für Berührungen und Druck. Zwei Zentimeter eines Daumens können sich anfühlen wie ein 22 Zentimeter langer Penis. Wenn Sie einfach Ihre Daumenspitze einführen und Richtung Rückgrat drücken, haben Sie Bewegungsfreiheit, um mit den Fingern Ihre Klitoris in kreisenden oder streichenden Bewegungen zu massieren.

8. Tauchen Sie mit zwei oder drei Fingern in Ihre Liebeshöhle, und drehen Sie die Finger, als wollten Sie einen lockeren Eierkuchenteig rühren. Oder spreizen Sie die Finger wie eine Schere, so weit Sie können. Öffnen und schließen Sie sie mehrmals.

9. Schmücken Sie Ihren Zeigefinger mit einem großen, auffallenden Ring (ohne spitze Kanten), und stoßen Sie ihn rhythmisch in Ihre Vagina ein und wieder heraus. Die Stars der Pornofilme, die das gern vor der Kamera machen, wissen, daß es der Szene eine elegante Schönheit verleiht und sich zudem fantastisch anfühlt. Zeigen Sie es Ihrem Liebhaber.

10. Experimentieren Sie mit verschiedenen Stellungen. Knien Sie sich hin, legen Sie sich auf den Bauch, stellen Sie sich vor den Spiegel. Oder versuchen Sie, sich auf den Rücken zu legen und die Füße gegen das Kopfteil des Bettes oder die Wand zu stemmen. Das spannt die

Beckenmuskulatur ebenso an, wie sich mit gespreizten Beinen hinzuknien, und es strafft die Vagina und erhöht die Empfindsamkeit.

11. Wenn ihr Mann fort ist, benutzt meine Freundin Karen eins ihrer Sitzkissen mit Armlehnen als Ersatz. Sie kuschelt sich in seine ›Arme‹ oder hockt sich über die gespreizten ›Beine‹ ihres Ersatzmannes und bewegt sich auf und ab, wie er es mit ihr tun würde.

12. Probieren Sie, mit der flachen Hand die zarte Haut Ihres Venushügels nach oben Richtung Bauch zu ziehen. Halten Sie sie straff, während Sie die Finger der anderen Hand rasch in Ihre straffe Öffnung hinein- und hinausgleiten lassen. Stellen Sie sich dabei Ihre Lieblingsfantasie vor.

13. Spreizen Sie Ihre äußeren Schamlippen, und trommeln Sie mit dem Daumen sachte auf die inneren. Spielen Sie dieses Stück für Ihren Mann und seinen Taktstock.

14. Meine Freundin Gail, eine brillante Graphikerin mit feuerrotem Haar und jeder Menge Sommersprossen und Freunden, verriet mir netterweise ihre Lieblingstechnik. Sie mag es, zwei Finger in ihre Vagina zu stecken und mit zwei Fingern der anderen Hand ihre Klitoris zu kneten. Dann reibt sie die Finger der beiden Hände durch all die sensible Haut dazwischen aneinander. Ich habe festgestellt, daß sich das auch mit nur einer Hand machen läßt, wenn Sie den Mittelfinger einführen und den Daumen für die Klitoris nehmen. Eine himmlische Massage!

15. Spreizen Sie mit den Fingerspitzen beider Hände die Schamlippen, und kneten Sie die blütenzarte Haut mit kreisenden Bewegungen nach unten zum Anus, seitlich zu den Schenkeln und nach oben zur Klitoris, bis Sie es nicht mehr aushalten.

16. Als eine hawaiianische Freundin mir erzählte, daß sie gern ›mit den Delphinen schwimmen geht‹, wenn sie sich selbst befriedigt, konnte ich es kaum abwarten, Einzelheiten zu erfahren. Sie legt ihre Hand flach auf den gesamten Schambereich und läßt die Spitze ihres Mittelfingers mit der Vaginalöffnung spielen und ab und zu hineingleiten. Mit dem Handballen drückt sie abwechselnd fest auf den oberen und den unteren Teil des Venushügels. Dann rollt sie ihre ganze Hand in wellenartigen Bewegungen, wie Delphine schwimmen. Sie können auch Ihren Mittelfinger an die Klitoris legen und die Fingerspitze in die Vagina stecken; dann kreisen, rollen und wellen Sie Ihre Hand wie eine sich schlängelnde Kreatur der Tiefe.

17. Während Sie Ihre Finger rhythmisch in Ihre Vagina stoßen wie den harten Penis eines Liebhabers, massieren Sie mit der anderen Hand die Innenseiten Ihrer Schenkel, Bauch, Gesäß oder Brustwarzen. All diese empfindsamen Gewebe sind erotisch verbunden und reagieren recht intensiv auf zärtliches Streicheln. Da Sie im Zusammensein mit einem Partner wohl nur selten Gelegenheit haben, diese lustvollen Kombinationen zu erleben, weil sie einfach zu unbequem sind, sollten Sie die Gelegenheit nutzen, sich mit diesem besonderen Liebesspiel zu verwöhnen.

Der Liebesmuskel

Der PC-Muskel, den Sie anspannen, wenn Sie den Urinfluß hemmen, ist eines der größten Liebesgeheimnisse im Körper der Venus. Allein wenn sie mit diesem Muskel zuckt, kann jede normale Liebesgöttin wunderbare ambrosische Genüsse erleben und vermitteln. Ein spannkräftiger PC-Muskel fördert Ihre Lust beim Liebesspiel solo ebenso wie mit einem Partner und macht die meisten Männer wild, wenn sie seine Bewegungen an ihrem Penis spüren. Wenn dieser Muskel gesund und kräftig ist, reagiert er äußerst sensibel auf die Stimulation der Vagina und ist sogar imstande, den Penis bei seinen Stößen näher an den G-Punkt zu führen. Er sorgt für bessere Gleitfähigkeit, stärkere Empfindungen der Klitoris, intensivere und häufigere Höhepunkte und sogar für Mehrfachorgasmen. Wie geht diese Magie vor sich?

Der Musculus pubococcygeus oder PC-Muskel genannt verläuft etwa zwei Zentimeter unter der Hautoberfläche vom Schambein zum Steißbein und stützt den Anus und die inneren Geschlechtsorgane. Er kann eine Dicke von ein bis fünf Zentimetern haben. In diesen Liebesmuskel sind nicht nur Ihre Lustorgane gebettet, sondern auch der Nervus pudendus, der die Empfindungen im Bereich der Klitoris, der Schamlippen, der Vaginalöffnung und des Anus aufnimmt. Dieser Nerv sendet Signale ans Gehirn, die besagen: »Das fühlt sich gut an; schick Blut und Energie hierher«, und später empfängt er vom Gehirn Signale, die die lustvollen Kontraktionen des Orgasmus auslösen. Nach jeder Kontraktion des PC-Muskels, ob Sie ihn nun bewußt oder unwillkürlich beim Orgasmus anspannen, schießt Blut in die Vagina, läßt das Gewebe anschwellen und dunkler werden und verstärkt die Sekretion der Schleimhaut. Manche Frauen beschreiben dieses Gefühl als ein ›Dahinschmelzen‹ oder als ›Liebesgefühl‹. Neben der tatsächlichen Nervenverbindung zwischen dem PC-Muskel und dem Gehirn scheint es noch eine nichtsensorische Verbindung zwischen dem Liebesmuskel und dem Herzen zu geben, die ein Gefühl von Weichheit, Benommenheit und innerer Wärme erzeugt.

Die wundersamen Fähigkeiten und Lüste eines gut trainierten PC-Muskels schildern auch alte Liebestexte des Orients und der Tantra-Überlieferung. Sie berichten von Frauen, die ihren PC-Muskel so gut beherrschten, daß sie allein mit ihren Vaginalmuskeln kleine Gegenstände aufgreifen und mit großer Kraft hinausschleudern konnten. Stellen Sie sich vor, was sie mit dem Penis eines Mannes anstellen konnten! Doch die wahre Schönheit einer solchen Kunstfertigkeit liegt in der Fähigkeit, daß sie Vagina und Klitoris ohne Penis, Dildo, Vibrator, Kissen, Hand oder Finger stimulieren konnten. Ihre agilen Vaginas waren völlig sich selbst genügende Lustorgane. Auch wir können an dieser spezifisch weiblichen Magie teilhaben, indem wir unseren PC-Muskel regelmäßig üben. Sie werden feststellen, daß diese sexuelle Gymnastik an sich schon einen erheblichen Stimulus darstellt.

1. Der schnellste und einfachste Weg, Ihren PC-Muskel zu genießen, ist, ihn in schneller Folge etwa fünfundzwanzigmal anzuspannen – jederzeit und überall, denn niemand merkt etwas davon. Dieses Gefühl wird intensiver, wenn Sie Ihre Aufmerksamkeit dabei auf Ihre Klitoris oder Ihre Vaginalöffnung richten. Das konzentriert das Bewußtsein, die Energie und die Erregung sehr stark. Manche Frauen sagen sogar, daß sie allein durch diese Übung zum Orgasmus kommen können. Auf jeden Fall weckt sie sofort die Aufmerksamkeit Ihrer inneren Venus.

2. Wenn Ihre Muskeln einen Widerstand gegen ihre Spannkraft spüren, können Sie sich noch schneller entwickeln, und Sie bekommen ein besseres Gefühl dafür, wie stark Sie sie anspannen. Führen Sie einen Finger, eine saubere Möhre oder einen Dildo in Ihre Vagina ein, spannen Sie den PC-Muskel an, und halten Sie die Spannung für etwa fünf Sekunden. Entspannen Sie den Muskel, und spannen Sie ihn wieder an. Wenn Sie das einige Male wiederholt haben, spannen und entspannen Sie ihn mehrmals in rascher Folge. Bewegen Sie den eingeführten Gegenstand umher, um unterschiedliche Maße von Druck auszuprobieren und den PC-Muskel zu intensiverer Anspannung anzuregen. Probieren Sie aus, wie es sich anfühlt, wenn Sie den Muskel gleichzeitig nach außen drücken; dazu pressen sie nach unten wie beim Stuhlgang. Wenn Sie die Augen schließen und sich auf die Reibung Ihrer feuchten Vaginalwände an dem Gegenstand konzentrieren, werden Sie merken, wie in Ihrem Inneren ein angenehm warmes Gefühl entsteht. Überlassen Sie nun alles Ihrer Libido und Ihrer inneren Venus.

3. Eine tantrische Übung des PC-Muskels gibt mir immer das Gefühl, ein brodelnder sickernder Vulkan zu sein, der schließlich ausbricht. Vielleicht möchten Sie sie wie ich zu Musik ausführen. Stellen Sie sich mit schulterbreit gegrätschten Beinen hin, und spannen Sie langsam Ihren PC-Muskel an. Atmen Sie bei jeder Anspannung tief ein und beim Entspannen aus. Spüren Sie, wie an der Innenseite Ihrer Schenkel vulkanische Hitze aufkommt und in Ihren Schoß steigt. Bleiben Sie mit beiden Füßen fest auf dem Boden, und wiegen Sie Ihre Hüften sinnlich vor und zurück – beim Einatmen und Anspannen vor, beim Ausatmen und Entspannen zurück. Spüren Sie die Hitze in Ihren Lenden. Nach einer Weile lassen Sie die Hüften kreisen, fahren aber mit dem Wechsel von Spannung und Entspannung des Muskels fort. Stellen Sie sich vor, Sie seien eine Hula- oder Bauchtänzerin; schwingen Sie provozierend das Becken, und setzen Sie Ihren sexuellen inneren Tanz fort. Spüren Sie die vulkanische Hitze, die von Ihrem Becken ausstrahlt, wenn Sie mit einem tiefen »Ahhh« ausatmen und entspannen. Während Sie weiter Ihre Hüften wiegen und Ihren Liebesmuskel anspannen, stellen Sie sich vor, daß die heiße Energie, die Sie erzeugen, durch Bauch, Brust, Hals und Gesicht bis ganz oben in Ihren Kopf steigt, wo sie Sie mit einer prickelnd fließenden Ekstase durchrieselt. Kehren Sie langsam zur Erde zurück, wenn Sie dazu bereit sind.

4. Die altchinesischen Taoisten entwickelten komplexe Übungsfolgen mit Steineiern, um die Vaginalmuskeln zu stärken und geschmeidiger zu machen. Eine Zeitlang wurden diese Übungen nur der Kaiserin und den kaiserlichen Konkubinen im Kaiserpalast beigebracht, wohl damit sie dem Kaiser besser zu Gefallen sein konnten. Und ich bin sicher, daß ihnen das gelang. Doch diese klugen Frauen wußten auch, daß sie insgeheim sich selbst Lust bereiteten, ihre Gesundheit förderten und sogar ihre Jugend verlängerten. Wenn Sie Ihre sexuelle Energie und Kunstfertigkeit ebenso steigern möchten wie diese vielseitig talentierten kaiserlichen Damen, probieren Sie die folgende vereinfachte Version der Eiertechniken.

Besorgen Sie sich in einem Edelsteinladen oder einem New-Age-Geschäft ein Ei aus Stein oder Holz mit einem Durchmesser von etwa zweieinhalb Zentimetern. Halten Sie es mit Wasser und Seife peinlich sauber. Es empfiehlt sich, die Eierübungen immer im Stehen auszuführen, die Beine schulterbreit gegrätscht, und sich vorher mit etwas Massage anzuwärmen. Führen Sie das Ei mit dem dicken Ende zuerst in die Vagina ein und benutzen Sie Ihre Körpersäfte oder etwas Öl als Gleitmittel. Halten Sie das Ei im Inneren der Vagina fest, indem Sie die Muskeln der Vaginalöffnung anspannen. Zu Beginn dieser Übungen konzentrieren Sie sich einfach darauf, die Kontraktionen Ihrer inneren Muskeln an dem glatten Ei zu spüren.

Wenn Sie etwas Übung erlangt haben, können Sie zu fortgeschrittenen Techniken wie den folgenden übergehen. Atmen Sie ein, während Sie die Muskeln tief im Inneren am oberen Ende der Vagina anspannen. Fangen Sie an, das Ei mit Hilfe der Muskeln im mittleren Vaginalbereich auf und ab und hin und her zu bewegen. Das erfordert einige Übung und Geschicklichkeit, aber das Gefühl leidenschaftlicher Kontrolle, das es vermittelt, ist der Mühe wert. Selbst wenn Sie nur lernen, das Ei im Inneren zu halten, können Sie in seiner glatten Sinnlichkeit und dem köstlichen Gefühl der Fülle schwelgen, das es vermittelt. Versuchen Sie es mit Eiern in unterschiedlicher Größe – größere Eier fühlen sich voller an; kleinere Eier vermitteln mehr Übung und Kontrolle. Mit viel Übung können Sie es schließlich schaffen, das Ei allein mit Hilfe der Vaginalmuskeln hereinzuziehen und kraftvoll auszustoßen. Der Kunstfertigkeit Ihrer Vagina sind lediglich durch Ihre eigene Fantasie Grenzen gesetzt, ob Sie sie nun auf ein Ei, einen Finger oder einen Penis anwenden.

Das betörende Hinterteil

Aphrodite Kallipygos fesselte unzählige Liebhaber allein dadurch, daß sie ihre fleischigen Gesäßbacken entblößte. Sie wußte, daß das Hinterteil einer Frau die Macht besitzt, sowohl ihr eigenes Feuer zu entfachen als auch fast jeden Mann zu betören. Welche erotisierende Kraft der Hintern besitzt, dürfte Ihnen verständlich werden, wenn Sie sich daran erinnern, wie herrlich es sich anfühlt, wenn Sie Ihr Hinterteil in der Löffelstellung am Körper Ihres Mannes reiben oder er bei der Liebe die Hände um ihre lüsternen Backen legt. Das habe ich selbst erst so richtig begriffen, als mein Liebhaber von hinten in mich eindrang und in höchster Ekstase stöhnte: »Dein Hintern sieht so toll aus, wenn er bebt, und er fühlt sich so gut an, wenn er sich an mich drängt.« Ich bebte tatsächlich vor Lust, die intensiver war als seine! Vervollkommnen Sie also die Erweckung Ihres Venuskörpers, indem Sie mit Ihren eigenen sanften Händen und Fingern die ungeahnten Freuden des Gesäßes und der Analmassage entdecken – ein sinnliches Vergnügen, das einer Göttin würdig ist.

1. Lassen Sie Ihre Hände geschmeidig über die seidigen Rundungen Ihres Hinterteils gleiten, während Sie Ihre Vagina oder Klitoris stimulieren. Tasten Sie es ganz leicht mit den Fingerspitzen oder mit dem festen Druck der Handflächen ab, kneten Sie es sanft oder fest; lassen Sie Ihre Fingernägel über die zarte Haut gleiten; sie ist nur selten Sonne und Luft ausgesetzt und daher besonders empfindsam. Reiben Sie Ihr Gesäß mit rauher Spitze oder der kühlen Seide eines Unterkleids. Ziehen Sie ellbogenlange Handschuhe oder Pelzfäustlinge an, und massieren Sie die Rundungen und die Furche dazwischen. Experimentieren Sie mit feuchten Händen, beringten Fingern, nackten Knöcheln und rollenden Bewegungen der Unterarme. Amüsieren Sie sich mit Federn.

2. Meine Freundin Diane, eine auch ansonsten recht aufgeschlossene Anwältin, sagt, sie reibt ihr Hinterteil gern die ganze Zeit am kühlen Laken, während sie sich auf andere Weise Lust bereitet. Manchmal legt sie sich ein Kissen unter, um ein neues Gefühl zu probieren oder höher zu liegen. Oder sie legt sich auf eine rauhe Wolldecke und windet sich darauf zum Solospiel mit ihrer Vagina. Gelegentlich stellt sie sich sogar mit dem Hinterteil an die Wand – ihre Wände sind mit Strukturtapeten versehen, aber glatte Farbe tut es auch – und gleitet daran auf und ab, während sie mit den Händen die Vorderseite ihres Körpers streichelt. Sie sucht sich gern verschiedene Stoffe, um ihr Hinterteil während des Sololiebesspiels zu stimulieren, und setzt sich an unterschiedliche Orte, um interessante neue Effekte zu schaffen – glatte, harte Holzstühle; Schaukelstühle; Plüschsofas; Liegestühle mit Stoffbespannung; Hängematten aus Seil; stoffbezogene Drehstühle; Tische, Küchenarbeitsplatten; Toilettensitze; Badewannen, trocken oder mit ganz wenig Wasser; Teppiche und Läufer; Treppen; Gras; Sand; die rauhe Rinde eines Baumstamms; eine Schaukel; einen großen Korb – es gibt schier unbegrenzte Möglichkeiten.

3. Der Anus ist erotisch eine der sensibelsten Zonen unseres Körpers, und wenn Sie frisch gebadet sind, ist er genauso sauber wie der Rest Ihres Körpers. Seien Sie also nicht zimperlich, seine Freuden zu entdecken. Denken Sie daran, daß das Geheimnis der Lust am Analspiel in der Gleitfähigkeit liegt – nehmen Sie als Gleitmittel Ihren Speichel oder ein gutes Massageöl. Fangen Sie einfach an, indem Sie Ihren Zeigefinger anfeuchten und die Außenseite des Anus rundum massieren oder kneten. Konzentrieren Sie sich geistig und körperlich auf die Erotik, indem Sie gleichzeitig Brustwarzen, Klitoris oder Vagina massieren. Genießen Sie diese lustvollen Empfindungen, entspannen Sie sich, und erlauben Sie sich ein gutes Gefühl für diesen oftmals geächteten Teil Ihres Körpers. Schwelgen Sie in sinnlichen Erinnerungen an die prickelnden Liebkosungen, die Ihr Hinterteil von Ihrem Liebhaber erfahren hat. Atmen Sie tief durch, und entspannen Sie bewußt Ihren Schließmuskel. Dann schieben Sie langsam und sanft Ihren Finger in den Anus und massieren ihn weiter. Anfangs sind kreisende oder lockende Bewegungen am besten; sparen Sie sich rhythmische Stoßbewegungen für später auf, wenn

Sie sich an das Gefühl gewöhnt haben und entspannter sind. Entdecken Sie Ihre inneren erotischen Zonen, indem Sie es mit unterschiedlich starkem Druck, verschiedenen Bewegungen und Stellen versuchen. Viele Frauen finden es besonders lustvoll, den Anuskanal an der Seite zur Vagina zu reiben, der dem magischen G-Punkt gegenüberliegt. Manche Frauen, die ansonsten nie einen Orgasmus erleben, kommen so schließlich zu einem bebenden Höhepunkt. Doch selbst als schlichte Begleitung zur Hauptmelodie der klitoralen oder vaginalen Selbstbefriedigung ist Analmassage eine Lust, die Sie sich nicht entgehen lassen sollten.

4. Ein besonders tiefes, erdiges Gefühl der Ekstase läßt sich erreichen, wenn Sie von beiden Seiten die dünne, seidige Wand zwischen Vagina- und Anuskanal im Inneren massieren. Dazu führen Sie den Finger einer Hand in die Vagina und einen Finger der anderen Hand in den Anus ein und reiben beide gegeneinander. Am einfachsten läßt sich das machen, wenn Sie auf dem Rücken liegen und die Beine bis zur Brust anziehen. Eine findige Freundin von mir sagt, sie behält dabei gern eine Hand frei, um Brust oder Klitoris zu massieren. Daher führt sie den Daumen in die Vagina und den kleinen Finger derselben Hand in die Anusöffnung ein und reibt das zarte Gewebe im Inneren zwischen beiden Fingern. Die verschiedenen Variationsmöglichkeiten und Ihren eigenen Stil des Analspiels zu entdecken und sie später Ihrem lechzenden Liebhaber zu zeigen, kann schon die Hälfte des Vergnügens ausmachen.

* * * * * * * * * Kapitel 5 * * * * * * * * *

Der Spiegel der sinnlichen Verwandlung

»Die Frau ist die Schöpferin des
Universums, das Universum ist ihre Gestalt ...
Welche Gestalt sie auch
annehmen mag, sei es als Mann oder Frau,
es ist die überlegene Gestalt.
In der Frau liegt die Gestalt aller Dinge,
die auf Erden leben und sich bewegen.
Es gibt kein erleseneres Juwel
als die Frau, keinen über-
legeneren Zustand als den einer Frau.«

SAKTISANGAMA TANTRA

Priesterinnen der tantrischen Überlieferung, die manchmal auch Yoginis genannt werden, sahen mit Stolz auf die feurige Kraft ihrer Körper und ihrer Sexualität, welche die obsoleten Ideen und Ansichten verbrennen und in Juwelen erweiterter sinnlicher Wahrnehmung und Weisheit verwandeln konnten. Da sie mit der physischen und esoterischen Funktion eines jeden Körperteils aufs engste vertraut waren, nahmen sie bewußt bestimmte Stellungen ein und belasteten gewisse Körperstellen, die den sinnlichen Energiefluß förderten. Sie besaßen die Fähigkeit, die wahre Natur ihrer prachtvollen Körperformen in einem ruhigen Gewässer, einem Spiegel oder den Augen eines Liebhabers zu sehen.

Wenn Sie in den Spiegel der sinnlichen Verwandlung schauen und sich als prachtvolle Kreatur sehen, die zur

Liebe geschaffen ist, werden auch Sie imstande sein, abgedroschene Vorstellungen über einen dicken Bauch und ein hängendes Kinn abzulegen, bisher verborgene, geheimnisvolle Körperteile in strahlendes Licht zu tauchen und wahrhaft zu der Einsicht zu gelangen, daß »in der Frau die Gestalt aller Dinge« liegt. Wenn Sie diese anatomische Erkundung angehen wie eine belebende Entdeckungsreise, werden Sie sicher provozierende Offenbarungen über sich selbst und Ihre Sexualität erleben – Offenbarungen, die Sie zu einer ungewöhnlich kreativen Partnerin im Bett machen. So unterschiedliche Experten der Sinnlichkeit wie die alten Tantriker und moderne Sextherapeuten *verlangen* sogar eingehende Erfahrungen und Kenntnisse in dieser Art lustvoller Selbsterkundung, bevor sie andere Sexualtechniken lehren. Sie ist eine erhellende Wissensquelle und ein autoerotisches Stimulans. Nehmen Sie also Ihre innere Venus, zünden Sie einige Kerzen an, und machen Sie ein besonderes Ritual daraus, die göttliche Kraft Ihres wollüstigen Körpers zu erkunden.

1. Stellen Sie einen großen Spiegel in ein ruhiges Zimmer, und legen Sie einen Handspiegel bereit. Verschließen Sie die Tür, und sorgen Sie dafür, daß Sie mindestens anderthalb Stunden ganz für sich haben. Schaffen Sie zunächst eine sanft sinnliche Stimmung – schließlich möchten Sie Ihr heiliges Inneres verführen. Nehmen Sie ein wohlriechendes Bad. Zünden Sie Kerzen und Räucherstäbchen an. Legen Sie sinnliche Musik auf. Frisieren Sie sich das Haar besonders hübsch, und tupfen Sie ein Moschusparfüm oder Body-Lotion auf. Ziehen Sie Ihre verführerischsten Dessous an, und posieren Sie vor dem Spiegel, stolz aufgerichtet mit den Händen in den Hüften, wie es die Yoginis tun, oder provozierend zurückgelehnt wie die Models im *Playboy*. Dann ziehen Sie sich vor dem Spiegel verführerisch aus und lassen vielleicht nur eine Perlenkette, ein schmales Hüftkettchen an oder eine Blume im Haar. Stellen Sie sich vor, Sie bereiteten sich auf einen Liebhaber vor. Wie Kleopatras Dienerinnen sie für ein romantisches Beisammensein mit duftenden Milchbädern und opulentem Schmuck hergerichtet haben, so sollten Sie sich sorgfältig auf das Liebesspiel mit sich selbst vorbereiten. Schlüpfen Sie in die durchsichtige, feurige Haut Ihrer inneren Venus und genießen Sie.

Stellen Sie sich knapp dreißig Zentimeter vor den großen Spiegel, und schauen Sie sich in die Augen. Entspannen Sie sich, atmen Sie tief durch, und stellen Sie sich vor, Ihre Augen würden ganz glasig. Schauen Sie in Ihre Seele. Tantriker empfehlen, sich fünf bis zehn Minuten in die Augen zu sehen, und, wenn möglich, auch noch länger. Dringen Sie in Ihr Innerstes vor – in Ihr erotisches, zutiefst sinnliches, romantisches, zärtliches und liebendes Inneres.

Fangen Sie an, Ihren Körper mit den Händen zu erkunden. Betrachten Sie sich von allen Seiten – vorn, hinten, seitlich, stehend, kniend, sitzend mit geschlossenen und gespreizten Beinen. Kritisieren Sie nicht. Wenn es sein muß, stellen Sie sich vor, Sie kämen von einem anderen Planeten, auf dem knubbelige Schenkel als besonders sexy gelten. Untersuchen Sie jeden Winkel und jede Furche mit dem Handspiegel, würdigen und betasten Sie jeden einzelnen Körperteil. Viele Frauen macht es an, ihren Körper so zu betrachten. Bewundern und streicheln Sie Ihren ganzen Körper bis auf die Genitalien mindestens eine Dreiviertelstunde lang.

Nun untersuchen Sie liebevoll Ihre Schamgegend mit beiden Spiegeln. Wenn Sie einen vergrößernden Schminkspiegel besitzen, benutzen Sie auch diesen. Beachten Sie die unterschiedlichen Farben, Formen und Strukturen. Benennen Sie jeden Teil, wenn Sie ihn sanft berühren. Betrachten Sie zuerst die Form Ihres Venushügels. Wölbt er sich einladend der Vulva zu, oder ist er ein hoher, provokativer Berg? Ist Ihr Schamhaar ein dunkler, dichter Busch oder eher wie büscheliges, helles Gras? Bildet es ein Dreieck, einen kräftigen Streifen, einen kleinen Kreis, der über die Ränder lauert? Wie würde ein bewundernder Liebhaber, der davon hingerissen ist, es beschreiben?

Wenn Sie nun die Finger weiter hinuntergleiten lassen und über die behaarten äußeren Schamlippen streichen, achten Sie darauf, wie weich und flauschig sie sich anfühlen. Schauen Sie nach, ob Ihre Schamlippen voll, flach, länglich oder geschwungen sind. Wie würden Sie ihre Farbe nennen? Siennarot? Dunkelrosa? Sinnlich bernsteinfarben? Manche sehen in den Schamlippen das weibliche Gegenstück zu den männlichen Hoden; sie enthalten Drüsen, die bei Erregung einen Schweißfilm absondern, der das andere Geschlecht stimuliert und anzieht. Haben Sie gewußt, daß sie so verlockend sind?

Wenn Sie die unbehaarten inneren Schamlippen streicheln, achten Sie auf ihre glatte, feuchte Geschmeidigkeit. Auch sie enthalten Drüsen, die Säfte absondern und so die Gleitfähigkeit erhöhen. Spüren, riechen und schmecken Sie diese Säfte, wenn sie kommen. Versuchen Sie, Größe, Form und Struktur Ihrer inneren Schamlippen zu beschreiben, die von Frau zu Frau sehr unterschiedlich sind. Manche Frauen sagen, ihre fühlten sich an »wie Satin«, hätten »die Farbe von Kaviar«, »Ränder wie ein Zierdeckchen« oder »die klaren Linien eines Jaguars«. Erinnern Ihre Sie an eine Blume, das Innere eines Pfirsichs, gefältelten Samt, ein Meereswesen, ein fleischiges Herz, ein Yin-Yang-Symbol? Ist die linke Lippe größer oder kleiner als die rechte? Bleiben die inneren Schamlippen züchtig innerhalb der äußeren, oder stehen und hängen sie verführerisch über? Achten Sie darauf, wie sich Struktur, Feuchtigkeit und Wärme der inneren und äußeren Schamlippen verändern, wenn Sie

sie erregen, wie sie sich mit Blut füllen und dabei voller und dunkler werden.

Nun gehen Sie zu Ihrer Klitoris über oder der Juwelenterrasse, wie man sie im Orient liebevoll nennt. Schieben Sie die Haut zurück, die sie bedeckt, und lassen Sie den Finger an ihrem Schaft entlanggleiten. Obwohl die Klitoris dem Penis eines Mannes sehr ähnlich ist, ist sie doch einzigartig – denn der männliche Körper hat kein Organ, dessen *einzige* Funktion darin besteht, erotische Lust zu stimulieren und zu steigern. Als empfindsamstes Ihrer Sexualorgane ist sie oft der Schlüssel (denken Sie daran, das ist die wörtliche Bedeutung des griechischen Wortes) zu sinnlicher Ekstase, denn hier konzentrieren sich mehr empfindliche Nervenenden als in jedem anderen Teil der Vulva. Außerdem gibt es hier äußerst sensible mikroskopisch kleine Fasern, die sogenannten Pacini-Körperchen, die an der Spitze der Klitoris besonders dicht sitzen und Sie Lust – oder bei zu grober Behandlung auch Schmerz – besonders intensiv wahrnehmen lassen. Experimentieren Sie behutsam, indem Sie Ihre Klitoris auf unterschiedliche Weise streicheln, sie am besten mit einem nassen Finger – direkt oder indirekt durch die umgebende Haut berühren, am Schaft auf- und abstreichen, die Spitze massieren und das gesamte Umfeld in kreisenden Bewegungen umspielen. Wie sieht sie aus, wenn sie diese liebevolle Aufmerksamkeit erfährt?

Bei jeder Frau hat die Klitoris, die zwischen zwei und drei Zentimeter lang ist, eine ganz eigene Größe, Form und Beschaffenheit. Manche Frauen bezeichnen sie als einen »winzigen Tautropfen«, eine »feste, pulsierende Rosenknospe« oder eine »große, prachtvolle Zuchtperle«. Wie würden Sie Ihren ›Liebesdiamanten‹ beschreiben? In einem Schöpfungsmythos der Aborigines hatten die beiden Djanggawo-Schwestern eine so lange Klitoris, daß sie beim Gehen Furchen in die Erde zog, und um an ihre Vagina zu kommen, mußten die beiden gut ausgestatteten Schwestern ihre Klitoris auf die Schenkel legen. Wie groß ist bei Ihnen der Abstand zwischen Klitoris und Vagina? Nur einen Fingerbreit oder eher ein Handgelenk breit? Es kann sein, daß Frauen, deren Klitoris sehr dicht an der Vagina liegt, allein durch Geschlechtsverkehr schon zum Orgasmus kommen.

Wenn Sie Ihre Liebesknospe massieren, achten Sie auf den winzigen Gewebekamm, der darunter liegt. Die Klitoris besteht nicht nur aus dem kleinen Höcker, den Sie außen sehen, sondern ist ein wesentlich größeres Organ, das zum Teil unter der Hautoberfläche liegt. Tatsächlich ist der verborgene Teil der Klitoris um mindestens 30 Prozent größer als der außen sichtbare, daher können Sie auch leidenschaftliche Wogen der Lust spüren, wenn sie von innen, also von der Vagina aus stimuliert wird. Der Schaft der Klitoris besteht aus zwei Schwellkörpern, die sich bei sexueller Erregung mit Blut füllen. (Wenn Sie sie berühren, sollten sie sich vergrößern, sensibler werden und ›erigieren‹.) Diese beiden länglichen Körper sind nach hinten gebogen und zu beiden Seiten der Vagina mit dem Beckenknochen verbunden, während vom inneren Teil des Schaftes ein Muskelstrang ausgeht, der sich teilt und die Vaginalöffnung umgibt. Im Erregungszustand zieht dieser Muskel sich zusammen, verhindert, daß das Blut aus der Klitoris abfließt, und hält sie so erigiert und unter leichter Spannung. Versuchen Sie, Ihre Vaginallippen zu streicheln und im Spiegel zu beobachten, was passiert, wenn der Druck auf diese miteinander verbundenen Gewebe prickelnde Gefühle in Ihre Liebesknospe sendet. Stellen Sie sich vor, wie der Penis Ihres Liebhabers mit seiner Reibung in dieser Gegend das gleiche bewirkt.

Wenn Sie Ihre inneren Schamlippen streicheln, achten Sie darauf, wie Ihre Vagina sich ganz natürlich Ihrem

Finger öffnet. Nähern Sie sich dieser Pforte ebenso weihevoll, wie die Menschen am Ufer des Sepik in Neuguinea, die ihre zeremoniellen Häuser betreten, indem sie zwischen den gespreizten Beinen geschnitzter Figuren durchkriechen, die die heilige weibliche Gestalt darstellen. Schlüpfen Sie durch den Eingang Ihrer inneren Höhle, und spüren Sie die cremige Wärme und die unterschiedlichen Oberflächenstrukturen und Empfindungen an allen Seiten ihrer elastischen Wände. Manche Sexologen versichern, daß erste Drittel der Vagina sei für Berührungen empfindsamer als der Rest, weil dort mehr Nervenenden säßen, und die inneren Zweidrittel seien empfindsamer gegen Druck und Dehnung. Viele Frauen empfinden das völlig anders. Lassen Sie Ihren Finger tief hineingleiten und sehen Sie, was für Sie gilt.

Spüren Sie die Stärke Ihres PC-Muskels, wenn Sie ihn abwechselnd entspannen und um Ihre Finger schließen. Beobachten Sie im Spiegel die Kontraktion Ihrer Muskeln. Stellen Sie sich vor, wie ein Penis diese Melkbewegung empfinden würde. Erkunden Sie die dicken Falten Ihrer Vaginalwände, die teils horizontal, teils vertikal verlaufen, und ertasten Sie die milchigen Sekrete, die sie absondern. Spüren, riechen und schmecken Sie diese Liebessäfte.

Genießen Sie die wunderbare Fähigkeit Ihrer Vagina, sich zusammenzuziehen oder zu weiten, um das kleinste Tampon oder den größten Penis aufzunehmen und sogar ein Baby zu gebären. Versuchen Sie Ihre Finger tief genug einzuführen, um zu spüren, daß sich die hinteren zwei Drittel Ihrer Vagina weiten wie das Zelt eines Sultans und das vordere Drittel zu einer schwammigen, warmen Zone anschwillt, die einen Penis schließlich fest umschließt. Erleben Sie, wie sich Ihre magische innere Höhle hebt und weit öffnet, je stärker Sie erregt sind, und wie sie Ihre inneren Schamlippen auseinanderzieht, mit Blut füllt und mit Feuchtigkeit überzieht.

In der Tradition des Quodoushka, einem Äquivalent zum Tantra bei den Cherokee, gelten die Tiefen der Vagina und ihre Merkmale als wichtiger Hinweis auf das gesamte sexuelle Temperament einer Frau. Harley Swiftdeers beschreibt in seinem *Quodoushka Manual* fünf Typen weiblicher Genitalanatomie, darunter die der Tanzenden Frau und die der Schafsfrau. Der Typ der Tanzenden Frau mit einer Vagina von durchschnittlicher Tiefe, kleinen inneren Schamlippen und einer hohen, kleinen Klitoris, die wie eine Tänzerin unter ihrer Hautkappe vorspringt, bevorzugt einen Liebhaber mit kurzem, dünnen Penis (*tipili* oder ›heilige Schlange‹). Die Schafsfrau dagegen hat eine tiefere Vagina, größere, dickere Schamlippen und eine tieferliegende, versecktere Klitoris. Sie produziert reichlich Feuchtigkeit, die die Gleitfähigkeit fördert, und kann nur zum Höhepunkt kommen, wenn sie eine Seelenverbindung zum Partner empfindet. Welcher Art ist Ihre ›gefiederte fliegende Schlange‹ (*tupuli*), wie die Cherokee es nennen?

Schauen Sie in den Spiegel, und sehen Sie, wie herrlich Ihre Vulva aussieht, wenn sie vor Liebe erregt ist, und wie sehr sie sich verändert hat, seit Sie mit diesem spannenden Abenteuer begonnen haben. Sehen Sie Ihre Vagina nicht als unattraktive, unbekannte Leere, sondern als göttliche Pforte zu den geheimsten Regionen Ihres Inneren, als Tür zu Ihrer inneren Venus, als Zinnoberrotes Tor, wie die Orientalen es nennen, durch das Sie Ihren Liebhaber in königlicher Weise empfangen. Würdigen Sie diesen wunderbaren, heiligen Teil Ihrer selbst.

Da es kaum etwas Schöneres gibt als eine erregte Frau, schauen Sie nun in den Spiegel, und sehen Sie, wie prachtvoll Ihr ganzer Körper ist – wie rosig Ihre sinnlichen Lippen und Ihre Haut geworden sind, wie Ihre Augen sich geweitet haben. Bewundern Sie Ihre schwellenden Brüste und Brustwarzen, die härter und dunkler geworden sind und sich vor Verlangen aufgerichtet haben. Auch Ihre Klitoris ist erigiert und pulsiert. Ihre Schamlippen sind auf fast das Dreifache ihrer normalen Größe angeschwollen und haben die Farbe dunklen Weins oder leuchten rot. Ihre Zehen, Füße und Bauchmuskeln flattern oder beben vor Erregung. Merken Sie, daß Ihr Körper nicht nur anders *aussieht*, sondern auch anders *riecht* und sich *bewegt*. Lassen Sie das Bild auf sich wirken, wie Sie in voller Blüte dastehen – prachtvoll, sinnlich und stark. Sagen Sie Ihrem Spiegelbild, wie strahlend, zerbrechlich, sexy, anmutig, glühend, schön und hinreißend Sie aussehen. Schwelgen Sie in Ihrer Schönheit, und danken Sie sich, Ihrem Körper und Ihrer inneren Venus, daß Sie Ihnen ihre herrlichen Geheimnisse offenbart haben.

2. Zum Abschluß dieses lustvollen Spiel mit sich und dem Spiegel erregen Sie sich weiter, bis Sie fast zum Orgasmus kommen – und das mindestens dreimal oder so oft, wie Sie möchten. Mit jedem Mal, wo Sie sich fast bis zum Höhepunkt bringen und sich dann zurückziehen, wird Ihre Erregung wachsen und höhere Stufen erreichen. Wenn Sie sich schließlich dem Orgasmus hingeben, betrachten Sie sich dabei im Spiegel, und lassen Sie sich eine Ewigkeit lang von den traumhaften Wogen Ihrer Empfindungen mitreißen.

3. Eine recht flotte Freundin von mir, die in einem *Playboy*-Video über vierzigjährige Frauen mitgewirkt hat, die noch fabelhaft aussehen, schlägt folgende Alternative vor, Ihren eigenen Körper zu entdecken: Machen Sie die in diesem Kapitel beschriebenen Übungen statt vor dem Spiegel vor einer Videokamera. Falls Sie keine besitzen, kann man sie auch preiswert ausleihen. Wenn Sie sich dann Ihr eigenes sexy Video mit lustvollen Sololiebesspielen anschauen, kann das nicht nur äußerst informativ, sondern auch prickelnd-stimulierend sein – für Sie, vielleicht aber auch für Ihren Partner.

* * * * * * * * Kapitel 6 * * * * * * * * *

G(öttinnen)-Punkte und Liebesnektar

»Frauen haben fast überall Sexualorgane.
Sie erleben Lust fast überall.«

LUCE IRIGARAY, *Dieses Geschlecht, das nicht eins ist*

Gibt es tatsächlich so etwas wie einen G-Punkt? Hat jede Frau einen? Kann auch ich meinen finden? Kann ich dadurch einen Orgasmus anderer Art erleben? Ja, ja, ja, und nochmals ja! Der G-Punkt gehört sogar zu den besonderen Kostbarkeiten Ihrer inneren Venus. Sie weiß, wo Ihrer zu finden ist, und wartet schon sehnsüchtig darauf, Sie und Ihren Liebhaber in die verborgenen Ekstasen seiner potenten Orgasmen und seines Liebesnektars einzuführen.

Die alten Römer, Japaner, Chinesen, indischen Tantriker und viele Urkulturen der ganzen Menschheitsgeschichte waren mit diesem besonders lustvollen Punkt in einer Frau bestens vertraut, doch die moderne Gesellschaft hatte offenbar den Kontakt zum Wissen um seine Existenz verloren, bis ein deutscher Gynäkologe namens Ernst Grafenberg 1950 Forschungen darüber anstellte und veröffentlichte. Seine Erkenntnisse erregten unter Medizinern und Wissenschaftlern einiges Aufsehen, doch außerhalb dieser Kreise erfuhren nur wenige davon. Dreißig Jahre später faßten drei Psychologen und Sextherapeuten Grafenbergs Arbeit in einem Buch zusammen und beschlossen, diesen uralten und äußerst weiblichen Körperteil nach ihm zu benennen – nach dem Mann, der ihn angeblich entdeckt hatte! So wurde er also als G-Punkt bekannt, obwohl es wesentlich treffendere und interessantere Namen dafür gibt. Eine meiner Bekannten nennt ihn liebevoll ihren Liebesknopf. Die Federation of Feminist Women's Health Centers bezeichnet ihn äußerst klinisch als Harnröhrenschwamm. In Panama spricht man von *la bella loca*, der schönen Verrückten. Und für mich ist es der Göttinnenpunkt einer Frau. Wie immer man es auch nennen mag, diese schöne verborgene Stelle ist eine Goldgrube der Lust.

Viele Sexforscher glauben, daß ein wichtiger Schlüssel zu multiplen Orgasmen darin liegt, einen G-Punkt-Orgasmus zu haben, was sich erlernen läßt. Eine Frau, die einen Vaginal- oder Klitorisorgasmus hatte, möchte wegen der extremen Sensibilität dieser Körperstellen gern noch andere, weniger Überreizte genitale Lustzonen stimulieren. Manche Ärzte und Psychologen streiten sich indes immer noch darüber, ob Frauen einen Vaginalorgasmus, einen Klitorisorgasmus oder eine Kombination aus beiden haben, und ob es überhaupt Vaginalorgasmen gibt. Wir sollten ihnen den Gefallen tun und sie über die Tatsache aufklären, daß Frauen Orgasmen *aller Art* haben, einschließlich Klitoris-, Vaginal-, G-Punkt- und Brustorgasmen! Die Schönheit des weiblichen Körpers liegt in seiner Empfänglichkeit für orgastische Stimulation überall – und der G-Punkt ist tatsächlich für erotische Berührungen empfänglich und kann Ihnen eine völlig andere Art von Orgasmus vermitteln, als Sie je zuvor erlebt haben. Er mag subtiler und irgendwie tiefer sein als die Höhepunkte, die Sie gewohnt sind; vielleicht empfinden sie Ihre G-Punkt-Orgasmen aber auch als spannungsvoller, prickelnder oder wellenartiger. Das Geheimnis Ihres eigenen Göttinnenpunktes wartet darauf, entdeckt zu werden.

Was und wo ist der G-Punkt?

Jeder hat zu dieser Frage eine Lieblingstheorie. Laut Grafenberg ist der G-Punkt ein Bereich der Vagina, der aus paraurethralen Drüsen und Gängen besteht, ein komplexes Geflecht aus Blutgefäßen, Nervenendungen und Gewebe, das den Blasenhals umgibt. Die offenkundige Funktion dieses Geflechts ist, als Puffer zwischen dem Penis Ihres Liebhabers und Ihrer Harnröhre zu fungieren, indem es bei sexueller Erregung anschwillt und sich mit Blut füllt. Viele Ärzte sagen jedoch, der G-Punkt sei lediglich eine etwa bohnengroße Häufung von Nervenenden und Blutgefäßen tief in der Vagina. Und manche feministische Sexforscherinnen behaupten, er sei wesentlich größer und umfasse tatsächlich das gesamte Gewebe rund um die Harnröhrenöffnung, die gesamte Harnröhre und den ganzen Vaginalkanal.

Diese etwas esoterische Qualität und unpräzise Lokalisierung des G-Punkts mag mit dafür verantwortlich sein, daß manche Frauen und ihre Liebhaber glauben, sie hätte keinen; da man ihnen gesagt hat, er sei an einer ganz bestimmten Stelle zu finden, schließen sie aus einem Mangel an besonderer Sensibilität an dieser Stelle, daß sie keinen G-Punkt besäßen. Das ist sehr schade, zumal Mediziner und Sexforscher sich, wie wir gesehen haben, nicht einmal darauf einigen können, wo diese spezifische Stelle sein soll! Manche sagen, sie läge etwa fünf Zentimeter oberhalb der Vaginalöffnung in der Vagina, andere behaupten, sie sei höher, auf der Rückseite des Schambeins, und wieder andere meinen, sie läge noch viel weiter im Inneren fast am Ende des Vaginalkanals.

Meine innere Venus und ich haben unsere ganz persönliche Theorie zu dieser Frage. Offenbar gibt es im Umfeld der Harnröhre, der Harnröhrenöffnung und bis hinauf zum Blasenhals sehr empfindliche Nervenenden, die vermutlich die überaus wichtige Ausscheidungsfunktion schützen sollen. Da der Blasenhals bauchseitig parallel zum Vaginalkanal verläuft, können Sie dieses empfindliche Blasengewebe durch die Vaginalwände spüren. Diese Nervenendungen der Harnröhre sind an verschiedenen Stellen überaus empfindsam; und wo diese Stellen genau sitzen, ist bei jeder Frau unterschiedlich. Mit anderen Worten, jede Frau hat ihren *ganz persönlichen G-Punkt* – oder sogar zwei oder drei G-Punkte! –, die in Aussehen, Empfindungen und Lokalisierung einzigartig sind. Wie alles in der Sexualität einer Frau ist auch der G-Punkt eine ganz individuelle Erfahrung.

Die meisten Mediziner und Sexualkundler sind sich offenbar einig, daß die Hauptfunktion des G-Punkts darin besteht, ein hohes Maß sexueller Erregung zu erreichen. Denken Sie nur daran, wie hemmungslos und geil Sie werden, wenn Sie trunken vor Verzückung sind, wieviel intensiver Sie jede Berührung wahrnehmen, wieviel einfacher und köstlicher es ist, sich ganz Ihrem Lustgefühl und dem Ihres Liebhabers hinzugeben. Das ist die besondere Gabe Ihres G-Punkts.

Wie finden Sie nun Ihre ganz eigene lustvolle Stelle oder Stellen? Lassen Sie sich von Ihrer inneren Venus helfen, sich auf die subtileren Empfindungen dieser Zone einzustimmen. Ein weiterer hilfreicher Trick ist, an die zweite Funktion des G-Punkts zu denken – nämlich bei sexueller Erregung anzuschwellen, um Harnröhre und Blase zu schützen. Wenn Sie erregt sind, wird der G-Punkt schnell größer, härter und entwickelt manchmal sogar klar umrissene Ränder, wodurch er leichter zu finden ist.

Mit folgenden Schritten können Sie Ihren eigenen Göttinnenpunkt finden:

Schritt 1: Bringen Sie sich in einen Zustand der Erregung.

Schritt 2: Nehmen Sie eine sitzende oder hockende Position ein, als säßen Sie auf der Toilette. Es ist fast unmöglich, Ihre Luststelle zu finden, wenn Sie auf dem Rücken liegen, weil die Schwerkraft die inneren Organe nach unten zieht und damit weg von der Vaginalöffnung. (Denken Sie daran, wenn Sie beim Verkehr Ihren G-Punkt spüren möchten!)

Schritt 3: Feuchten Sie Ihren Finger an, und massieren Sie behutsam die Harnröhrenöffnung, nicht die Scheidenöffnung. Fühlen Sie, wie deren äußere Umgebung bei Ihnen beschaffen ist. Mir haben sich völlig neue Erfahrungen eröffnet, als ich hier einen meiner persönlichen Göttinnenpunkte entdeckte, und ich begriff gar nicht, wieso ich vorher nie darauf gekommen war. Bei Ihnen mag es aber anders sein, also erkunden Sie diese Gegend behutsam und aufmerksam.

Schritt 4: Sorgen Sie dafür, daß Ihr Finger immer noch gut angefeuchtet ist, und führen Sie ihn in die Vagina ein. Lassen Sie sich von Ihren Instinkten leiten, und erkunden Sie mit festem Druck nach oben die vordere Innenwand Ihrer Vagina. (Manche Frauen sagen, daß sie besonders empfindsam Zonen besser entdecken, wenn sie gleichzeitig mit der anderen Hand von außen auf den Unterleib drücken.) Da Blase und Harnröhre auf der anderen Seite der vorderen Scheidenwand liegen, finden Sie Ihren eigenen G-Punkt irgendwo in diesem Bereich. Eine meiner Bekannten erzählte mir, daß sie ihren G-Punkt fand, als sie etwas spürte, das sich anfühlte wie »eine umgekehrte Klitoris, eine in meiner Vagina, die für mich viel lustvoller ist als mein Kitzler«. Wenn Sie irgendwo eine Stelle finden, bei deren Berührung es Sie plötzlich durchzuckt, Sie ein spontanes Bedürfnis spüren zu urinieren, einen kleinen, ziemlich harten Höcker fühlen oder ein warmes, tiefes Gefühl, dann haben Sie ihn gefunden. Sollten Sie Ihren G-Punkt nicht auf Anhieb entdecken, geben Sie es nicht gleich auf; auch wenn Sie einen gefunden haben, suchen Sie weiter. Es kann sein, daß Sie mehr als einen besitzen.

Schritt 5: Bei vielen Frauen liegt der G-Punkt knapp anderthalb Zentimeter innerhalb der Vagina bei etwa acht oder vier Uhr (wenn zwölf für das obere Ende des Vaginalkanals steht). Eine meiner Bekannten fand ihren speziellen Lustpunkt »vorn, ein bißchen rechts von der Mitte. Wenn ich ihn berühre oder der Penis meines Liebhabers ihn berührt, fühlt es sich lustvoll und irgendwie flüssig an.«

Schritt 6: Versuchen Sie es auf jeden Fall in der Umgebung unmittelbar über dem Schambein. Wenn Sie die Innenseite Ihrer Vagina abtasten, stoßen Sie zuerst auf die knotige Skene-Drüse unmittelbar hinter der Scheidenöffnung. Dann spüren Sie den harten Widerstand des Schambeins. Dahinter liegt ein glatterer Bereich, der nach hinten zum Gebärmutterhals führt. Von dort führen Sie Ihren Finger wieder ein Stück zurück Richtung Schambein und krümmen ihn, bis er in eine kleine Mulde greift. Tasten Sie sie mit dem Finger nach links und rechts ab. Viele Frauen finden ihren G-Punkt in diesem Bereich, auf den auch die meisten Wissenschaftler verweisen. Doch wenn Sie wie ich an dieser Stelle nicht sonderlich empfindlich sind, sollten Sie die Suche noch nicht aufgeben.

Schritt 7: Tasten Sie mit dem Finger die vordere Scheidenwand ab, so weit Sie können. Machen Sie streichende, kreisende Bewegungen mit dem Finger. Ganz tief im Scheideninneren, fast am Ende der Vagina, ist eine Stelle, die viele Frauen als lustvoll empfinden. Ich spüre meinen Lustpunkt dort besonders gut, wenn mein Liebhaber seinen Penis von hinten in mich stößt, aber mit dem eigenen Finger ist er schwer zu erreichen. Geben Sie die Suche nach einem tiefsitzenden G-Punkt also nicht so schnell auf. Vielleicht führen Sie einen nassen Finger oder einen Dildo von hinten ein und ahmen den Winkel nach, in dem ein Penis beim Verkehr von hinten eindringt, um den Weg zu Ihrem Göttinnenpunkt zu suchen.

Schritt 8: Achten Sie darauf, wo Ihre sensiblen Stellen sind und wie sie sich anfühlen, wenn sie stimuliert werden. Wie bereits gesagt, kann es sein, daß Sie einen oder mehrere G-Punkte haben; manche können größer sein als andere; die Stimulation des G-Punkts kann Sie sehr heiß machen oder auch nur leicht erregen; es mag sein, daß Sie beim Berühren des G-Punkt unmittelbar einen Orgasmus haben, der sich möglicherweise schärfer oder sanfter anfühlt als bei einer Stimulation der Klitoris. Eine meiner Freundinnen beschrieb ihre G-Punkt-Orgasmen als »plötzlich, scharf und explosiv«, während eine andere erklärte: »Es fühlt sich an wie eine warme, tiefe Woge, die sich in meinem ganzen Körper ausbreitet.« Ich komme nicht immer zum Höhepunkt, wenn ich meinen tieferen G-Punkt reibe, aber wenn ich einen Orgasmus habe, ist er wie eine langsame, pulsierende Entspannung. Wenn ich andererseits die empfindsam Stelle an meiner äußeren Harnröhrenöffnung massiere, fühle ich mich wie aus der Kanone geschossen. Ihre eigenen Erfahrungen werden wieder ganz andere sein.

Meine Freundin Diana, die aufgeschlossene Anwältin, sagte über die Erkundungen ihres G-Punkts: »Anfangs hatte ich Schwierigkeiten, meinen G-Punkt zu finden, weil ich diese fixe Idee im Kopf hatte, wo er sein müßte. Aber da war er einfach nicht. Dann machten Tom und ich es einmal von hinten und lagen dabei auf der Seite, und er traf einen Winkel in mir, der sich wirklich gut anfühlte. Am nächsten Tag tastete ich mich selbst innen ab und fand es wieder – eine irgendwie weiche, erdige Stelle, die mir das Gefühl gab dahinzuschmelzen. Als ich Tom davon erzählte, suchte er sie mit seinem Penis, bis ich anfing zu beben. Das machte ihn unheimlich heiß, und er stieß immer wieder an diese Stelle. Irgendwie war dieser Punkt anscheinend mit einem wilden Tier in mir verbunden, und sobald es losgelassen war, fing ich an, mich aufzubäumen und Tom anzuflehen: ›Fick mich fester!‹ An diesem Abend liebten wir uns stundenlang mit einer Wildheit und einem Verlangen, von dem ich schon vergessen hatte, daß es in unserer Beziehung existierte.«

Liebesnektar

Wenn Sie Ihren Göttinnenpunkt massieren, stellen Sie möglicherweise fest, daß Sie ein bißchen klare Flüssigkeit aus der Harnröhre ejakulieren. Allem Anschein zum Trotz handelt es sich nicht um Urin. Es hat nicht die Farbe von Urin, riecht und schmeckt nicht wie Urin und macht keine Flecken wie Urin. Außerdem ist mittlerweile wissenschaftlich erwiesen, daß es sich nicht um Urin handelt. Dieser süße Saft ist Ihr Liebesnektar und fällt in die Zuständigkeit von Xochiquetzal, der Mayagöttin der Schönheit, Sexualität und Blumen. Xochiquetzal, die manchmal als Schmetterling dargestellt wird, hat die Gabe, verwandelndes Ambrosia zu saugen. Wie der Schmetterling den Nektar der Blume, so trinkt der Liebende die honigsüße Flüssigkeit der Vulva seiner Frau. Lassen Sie sich davon also nicht in Verlegenheit bringen; es ist die wunderbare weibliche Ejakulation, die Ihren äußerst lustvollen Orgasmus anzeigt.

Grafenberg beobachtete, daß Frauen ebenso wie Männer mit der Ejakulation beim Orgasmus stoßweise eine Flüssigkeit aus der Harnröhre ausscheiden, und daß dies am häufigsten geschieht, wenn der G-Punkt stimuliert wird. Da wir wissen, daß die Lustpunkte aus Nervenenden und Geweben der Harnröhre bestehen, ergibt das durchaus einen Sinn. Einleuchtend ist auch, daß die G-Punkt-Ejakulation aufs engste mit der Stärke des PC-Muskels verknüpft ist, der den Urinfluß kontrolliert. Je stärker der PC-Muskel ist, um so wahrscheinlicher ist es, daß Sie Liebesnektar absondern. Manche Frauen behaupten, sie ejakulierten jedesmal bei der Liebe; andere sagen, das komme nur gelegentlich vor. Einige stellen einen Zyklus fest, der möglicherweise mit den Mondphasen zusammenhängt. Und viele Frauen ejakulieren nie und erleben genausoviel Lust. Wie immer Ihre Erfahrungen mit orgastischen Ergüssen auch aussehen mögen, halten Sie sie nicht für merkwürdig.

Seit Jahrhunderten war die weibliche Produktion eines Liebesnektars anerkannt und wurde sogar ehrfürchtig gepflegt. Aristoteles beobachtete, daß Frauen beim Orgasmus eine Flüssigkeit absonderten. Die gleiche Feststellung machte Galen, der berühmte griechische Arzt aus dem zweiten Jahrhundert. Und im siebten Jahrhundert beschrieb der niederländische Anatom Reinier de Graaf detailliert die ›weibliche Prostata‹ und den ›weiblichen Samen‹. Der Stamm der Bataro in Uganda war bekannt für eine Sitte, die sich *kachapati* nannte, ›die Wand besprühen‹, bei der ältere Frauen jüngeren beibrachten zu ejakulieren. Und in manchen antiken und modernen Tantralehren heißt es, der Geschlechtsverkehr habe die spezifische esoterische Funktion, den Fluß weiblicher Flüssigkeit anzuregen, die dort *rajas* heißt. Für die Männer dieser Tantraschule ist es ein Ritual, diesen kostbaren Saft auf einem Blatt einzufangen, in eine Schale Wasser zu geben, sie der

Gottheit zu opfern, die das Ritual überwacht, und sie dann zu trinken.

Der Geschmack dieser orgastischen Flüssigkeit wurde sehr unterschiedlich beschrieben als süß, scharf, bitter oder herb. Der Geschmack ist nicht nur von Frau zu Frau verschieden, sondern kann sich bei jeder Frau je nach Stimmung und Monatszyklus ändern. Ich hatte einmal das Glück, einen Liebhaber zu haben, der den ›süßen, würzigen‹ Geschmack des Liebesnektars sehr genoß. Er liebte es, mich zu stimulieren, bis ich diesen Nektar produzierte, damit er ihn direkt von meinem Körper trinken konnte.

Versuchen Sie also nie, den natürlichen Fluß Ihrer köstlichen Liebessäfte zu unterdrücken. Denken Sie daran, daß die Tantriker sie verehrten. Versuchen Sie, sich so zu sehen, wie sie es getan haben – als Verkörperung des göttlichen weiblichen Prinzips, als Quelle des Lebens und der Lust, als Ursprung magischer Elixire der körperlichen und spirituellen Transformation – zumindest aber als Liebesgöttin, die vor Leidenschaft mit dem süßen Nektar der Liebe überfließt.

Der Lusttanz des Göttinnenpunkts

Nachdem Sie nun Ihren ganz persönlichen Lustpunkt gefunden und akzeptiert haben, daß es völlig in Ordnung ist, spezielle Liebessäfte abzusondern, wollen wir uns damit befassen, wie sich der G-Punkt am besten in Ihre Sololiebesspiele einbeziehen läßt. Vielleicht finden Sie ja eine Abkürzung, die Sie auf direktem Weg zum Tempel Ihrer inneren Venus führt.

1. Meist ist es sinnvoll, sich den G-Punkt bei Ihrem Liebesspiel für später aufzuheben, vielleicht sogar, bis Sie

Ihren ersten Orgasmus hatten, weil er dann angeschwollen, sensibilisiert und leichter zu finden und zu erregen ist. Massieren, streicheln, umspielen oder reiben Sie ihn, wie Sie es bei Ihren Schamlippen und Ihrer Klitoris machen. Wahrscheinlich mögen Sie bei Ihrem G-Punkt etwas kräftigeren Druck als bei Ihrer Klitoris, und Sie spüren die Reaktionen vermutlich tiefer im Körperinneren. Überlassen Sie sich seinen erdigeren Lustempfindungen. Diesen erotischen Tanz können Sie, wenn Sie möchten, durch Massage von Klitoris, Brustwarzen, Bauchnabel oder Unterleib ergänzen. Oder streicheln Sie sich einfach am ganzen Körper, und träumen Sie von Antonio Banderas. Beim G-Punkt ist eine anhaltende Stimulation meist der beste Weg, Ihre innere Venus aus ihrem sinnlichen Schlummer zu wecken.

2. Das Kamasutra empfiehlt, den G-Punkt mit dem Mittel- oder Ringfinder zu reiben. Die alten erotischen Schriften fanden den Zeigefinger zu kräftig und aggressiv für diese zarte Lust. Natürlich ist der Mittelfinger meist auch der längste und erleichtert es daher, den G-Punkt zu erreichen. Vielleicht möchten Sie auch behutsam mit Dildos, Vibratoren oder geschälten Möhren experimentieren, um die Reichweite zu vergrößern.

3. Die Stellung ist sehr wichtig. Wenn Sie daran denken, daß die Rückenlage nicht sonderlich geeignet ist, Ihren Lustpunkt zu finden, kommen Sie sicher von selbst darauf, daß sie sich auch nicht dazu eignet, ihn zu stimulieren. Versuchen Sie es kniend, hockend oder mit gespreizten Beinen auf den Fersen sitzend. Auch alle Positionen für Sex von hinten eignen sich gut. Sandy, eine Freundin von mir, die sich ein luxuriöses Badezimmer eingerichtet hat, setzt sich gern mit weit gespreizten Beinen auf den Badewannenrand, die Füße in der Wanne. Wie sie sagt, eignet sich diese Stellung bestens, den etwas schwer zugänglichen Liebesknopf zu finden und zu reiben, und sie kann dabei ihre Finger am Wasserhahn anfeuchten.

4. Gehen Sie auf allen vieren, und ahmen Sie mit Ihren Fingern einen Penis nach, der von hinten rhythmisch gegen Ihren G-Punkt stößt. Achten Sie darauf, daß Ihre Finger gut angefeuchtet und die Nägel kurz geschnitten sind. Den besten Winkel finden Sie, wenn Sie Ihre Hand von hinten um ein Bein und die Pobacken herumführen, statt den Finger von vorn einzuführen. Das Eindringen von hinten und die abwärts gerichtete Bewegung ergibt in Verbindung mit einer lustvollen Fantasie, ›genommen zu werden‹, ein ungewöhnlich erfrischendes Erlebnis.

5. Wenn Sie lernen möchten, Liebesnektar abzusondern oder es besser steuern zu können, sollten Sie zunächst Ihren PC-Muskel kräftigen und beherrschen, indem Sie ihn mindestens einen Monat lang täglich hundertmal in schneller Folge zusammenziehen. Dann machen Sie sich beim Sololiebesspiel ganz heiß und bereit, indem Sie sich mit ihrer Lieblingsstimulation der Vagina oder der Klitoris mehrere Orgasmen verschaffen. Sie sollten sich fühlen, wie auf einem Orgasmusplateau. Nun stimulieren Sie mit den Fingern oder einem Vibrator Ihren Göttinnenpunkt; wenn Sie einen G-Punkt außen an der Harnröhrenöffnung haben, ist es meist am einfachsten, damit anzufangen. Spannen Sie nun Ihre Vaginalmuskeln an, und pressen Sie nach außen und unten wie beim Stuhlgang oder einer Entbindung. Pressen Sie weiter, während Sie reiben oder das tun, was Sie so erregt, daß Sie beben oder sich fühlen, als würden Sie explodieren.

David, ein Wirtschaftsprüfer mittleren Alters, erzählte mir, wie seine Frau ihn zum erstenmal mit ihrem Liebessaft beglückte. »Zuerst habe ich sie unheimlich heiß gemacht, indem ich ihre Muschi geleckt habe, bis sie dreimal kam. Dann habe ich zwei Finger nur eben in ihre Öffnung eingeführt und die rauhe Stelle mit kreisenden Bewegungen gerieben. Sie fing an zu stöhnen: ›Nicht aufhören!‹, was mich wirklich angemacht hat. Schon bald zog sich ihre Vagina rhythmisch zusammen und schob mich fast raus. Und dann ergoß sie diese köstlich warme Flüssigkeit über meine Hand. Ich fand es toll!« Wichtig ist die starke Erregung, die Massage des G-Punkts und das Pressen. Das sind die Schlüssel zum göttlichen Liebesnektar, die Sie allein oder mit Ihrem Mann ausprobieren können. Viel Spaß!

* * * * * * * * Kapitel 7 * * * * * * * *

Fantasien der Wolkenfeen

»Menschen gehen über die Straße
und sehen jemanden, zu dem
sie sich hingezogen fühlen, und sie können diese
Person auf der Stelle im Kopf
ausziehen und in ihrer Fantasie alle
möglichen sexuellen Dinge mit ihr anstellen.
Abends gehen sie ins Bett und
produzieren im Schlaf fantastische
pornographische Bilder. Das passiert einfach.
Offenbar ist das ein ganz natürlicher
Vorgang.«

JAMES HILLMAN, ehemaliger Direktor
des Zürcher Jung-Instituts

Fantasien sind so natürlich wie Gehen, Schlafen und Atmen. Offenbar können wir gar nicht aufhören zu fantasieren. Und warum sollten wir auch? Die erregenden Sinneseindrücke, die ungebeten aus unserem Unterbewußtsein aufsteigen, mitten aus unseren intimsten erotischen Reservoirs, sind für uns so lebensnotwendig wie das tägliche Brot und zugleich so lustvoll zu genießen wie Schokolade. Sie lassen unsere Haut kribbeln, unser Herz flattern und machen unsere innere Höhle feucht. Und wie ein fliegender Teppich können sie uns ins wundersame Reich leidenschaftlichen Verlangens, vollkommener Liebe und schamloser Fleischeslust bringen.

Die Vorgänge in unserem Kopf – unsere Einstellungen, Überzeugungen, persönlichen Regeln und Vorschriften, Wünsche und Träume – bilden die Quelle dessen, was wir wirklich sind. Sie halten uns darüber auf dem laufenden, wer wir zu sein glauben, wer wir sein möchten, wer wir versuchsweise für fünf Minuten sein wollen und wie wir uns unseren Partner vorstellen. Und sie bestimmen, wer wir sein werden, wenn wir es wollen.

Diese erotische, irrationale und völlig unbefangene Privatwelt gehört uns ganz allein – unangreifbar von der Meinung oder den Erwartungen anderer, ohne Verlangen nach der Gegenwart oder dem Wohlwollen anderer, unergründlich für das geradlinige Alltagsdenken anderer. Unsere selbsterzeugte Mythologie bildet eine intime innere Festung und eine Spielwiese, die uns Kraft, Spaß und Freiheit gibt. Denn selbst, wenn wir uns nicht recht durchringen können, uns in Beruf, Beziehungen und Schlafzimmer völlig gehenzulassen, bieten unsere Fantasien uns die Möglichkeit, ein Reich zu besuchen, in dem es ein herrliches Muß ist, sich fallenzulassen.

Diese exotischen Freibriefe für den Zutritt in ein verbotenes erotisches Territorium stellen uns die Wolkenfeen aus, die durch unsere Fantasie schweben. Bei diesen erotischen Naturgeistern, die in einer ätherischen Paralleldimension zur menschlichen Realität leben und im Hinduismus und Buddhismus als Apsaras bekannt sind, handelt es sich um heilige Wesen, die Himmel und Erde zugleich angehören. Ursprünglich waren sie menschliche Frauen, sind aber nun Göttinnen (wie Sie!) und besitzen die besondere Gabe, sinnliches Fleisch mit Göttlichkeit, Sexualität mit Spiritualität, Fantasie mit Realität zu verbinden. Mit ihren fließenden, süß duftenden Körpern können sie einen menschlichen Liebhaber oder Hunderte gottähnlicher Gefährten nehmen und mühelos die erdverbundene Sinnlichkeit des einen mit den unglaublich wilden, göttlichen Vorstellungen des anderen verbinden und umgekehrt. Aus ihren Schläfen wächst ein großer Kopfschmuck als Zeichen der überreichen Fruchtbarkeit ihrer erotischen Vorstellungskraft. Sie genießen es, jede sexuelle Begegnung mit ein bißchen lüsterner Fantasie zu würzen, das Profane zum Prächtigen zu erheben, menschlichen Schweiß in göttliches Ambrosia und Solosex in einen herrlichen Garten zu verwandeln, reich bevölkert mit griechischen Adonissen, hinreißenden, dunkelhäutigen Scheichs und unersättlichen jungen Heißspornen, seien sie nun männlich oder weiblich, tierischer oder außerirdischer Natur.

Als enge Gefährtinnen Ihrer inneren Venus leben die Wolkenfeen im hemmungslosesten, unzensiertesten Teil Ihrer Seele. Sie besitzen die Freiheit, Ihre pikantesten Gedanken, intimsten Wünsche und die verborgensten Stimulatoren Ihrer Lust in den lebendigsten Bildern widerzuspiegeln, ohne sich um die Komplikationen des realen Lebens, realer Menschen oder realer Konsequenzen kümmern zu müssen. Sie geben Ihnen die Freiheit, in jedem noch so unerhörten Szenario zu schwelgen, das Ihnen gefällt – sich von einem riesigen schwarzen Hengst nehmen zu lassen, oralen Sex mit einer anderen Frau zu haben, wilde Leidenschaft mit Björn Borg auf dem Tennisplatz von Wimbledon zu erleben, während Tausende geiler Zuschauer applaudieren und dabei Ihre Ehe, Ihre Selbstachtung, Ihre Gefühle und Ihren Taschenkalender unbehelligt zu lassen. Was für ein göttlicher Luxus!

Die fünf Sinne stellen einen guten Weg in das Reich Ihrer inneren Venus dar – einen Weg, den die Fantasie als erfrischender sechster Sinn zu ergänzen vermag. Sie ist jener Sinn, der unter die Zuständigkeit der jenseitigen Wolkenfeen fällt, alle anderen schärft und steigert und Ihnen sogar neue Wege zu einer ungehemmten Sexualität zu eröffnen vermag; Nancy Friday schrieb in

Verbotene Früchte, dieser Sinn »bringt einen schneller und weiter in die Richtung, in die das schamlose Unterbewußte bereits gehen will«. Ihre kreative erotische Fantasie ist der Sinn, der Ungreifbares – wie Romantik, Atmosphäre, Geheimnisvolles, erregende Gefahr, verbotene Lüste und irrationale, alles verzehrende Lust – kennt und zu interpretieren und zu erfinden vermag, also all jene Dinge, die unsere besonderen weiblichen Hormone anregen. Denn wir Frauen lieben das Schwärmerische, Rätselhafte und finden Gefühle anregender als Handlungen, die Romantik des Sex erregender als seine mechanischen Vorgänge. In unseren Fantasien werden wir erst richtig lebendig.

Aus diesem Grund empfiehlt Ihre innere Venus, *jede* sinnliche Tätigkeit mit erotischen Bildern zu verknüpfen – die Erkundung Ihres Körpers, genüßliche Vorbereitungen auf Sex, Liebe mit einem Partner und vor allem die Liebesspiele solo, bei denen Sie mit sich und Ihrer zügellosen Fantasie allein sind. Die Wolkenfeen in Ihnen wissen, daß all diese sinnlichen Freuden mit einem gesunden Schuß göttlich inspirierter Fantasien noch schöner werden können. Und in dieser imaginären Realität ist einfach alles möglich. Es gibt nichts, wofür Sie sich schämen müßten, denn Ihre Tagträume, Träumereien und Erfindungen spiegeln lediglich Ihre einzigartige und völlig normale sexuelle Persönlichkeit wider – unzensiert, außergewöhnlich, mutig und wunderbar lustvoll. Sie müssen sie nicht praktisch umsetzen, niemandem erzählen und nicht einmal zu Ende denken. Andererseits können Sie das alles tun, wenn es Ihnen Spaß macht oder Sie erregen würde. Ihre fantastischen Höhenflüge sind Ihr Privateigentum, das Sie erfinden, verändern, offenbaren, verbergen, abtun, wiederholen und genießen können, wie Sie wollen.

Angenehmen Flug

Wenn Sie sich die Reise in die Weiten ihres Fantasiereiches erlauben, werden Sie feststellen, daß Ihr sinnliches Erleben neuen Glanz erhält. Frauen, die den Visionen ihrer Wolkenfeen freien Lauf lassen, berichten, daß sie den Sex intensiver, ekstatischer und ganzheitlicher erleben, als sie es je für möglich gehalten hätten. Viele Frauen sagen sogar, sie könnten völlig ohne körperliche Stimulation allein durch die Fantasie zum Orgasmus kommen. Der Schlüssel liegt darin, sich völlig der irrationalen Pracht Ihrer eigenen erotischen Gedanken hinzugeben und sich von Ihren Fantasien leiten zu lassen, nicht umgekehrt. Hier nun einige Tips für Ihre fantastischen Höhenflüge:

- Setzen Sie sich keine Grenzen. Nur wenige von uns würden sich wohl mitten auf dem Times Square dem Sex hingeben, aber es sich vorzustellen, kann ein köstlicher, gesunder Spaß sein. Stempeln Sie sich also nicht als pervers oder nymphomanisch ab, nur weil Sie gern davon träumen, daß siebenundzwanzig mongolische Krieger Ihnen die Augen verbinden, Sie fesseln und vergewaltigen. Im Gegenteil, seien Sie so ausgefallen und abwegig wie nur möglich. Genießen Sie die seltene Möglichkeit, das Unmögliche zu erkunden und in die Haut einer anderen zu schlüpfen – sei es die Venus von Milo, Irma la Douce, eine nymphomanische Meerjungfau, eine viktorianische Adelige im engen Schnürkorsett, die sich brennend danach sehnt, daß ihr jemand das Mieder zerreißt, eine primitive Höhlenbewohnerin, ein Wesen aus *Star Wars* oder sogar ein männlicher Lastwagenfahrer mit ›Ständer‹. Wie immer Ihre verrücktesten Fantasien auch aussehen mögen, seien Sie sicher, daß es da draußen Tausende völlig normaler Frauen gibt, deren lüsterne Luftschlösser noch wesentlich überdrehter sind als Ihre. Also lassen Sie in Ihren Halluzinationen ungehemmt Ihre moschushaftesten natürlichen Duftnoten, Ihre obszönsten Neigungen und Ihre wildesten, primitivsten Instinkte zum Vorschein kommen. Verurteilen Sie nichts. Halten Sie mit nichts hinterm Berg, und machen Sie sich keine Schuldgefühle. Diese privaten Ausflüge bleiben sicher in Ihrem Kopf und Ihrem Herzen verwahrt.

- Ich halte es für besser, Ihre Fantasien Ihrem Partner nicht zu erzählen. Er könnte sich bedroht, eingeschüchtert, empört oder sogar betrogen fühlen, besonders wenn sein empfindliches männliches Selbstwertgefühl in Frage gestellt wird. Noch schlimmer wäre, wenn er Sie kritisieren oder für Ihre fantasievollen Bemühungen verachten würde, was Ihren Fantasieballon sehr schnell zum Platzen bringen würde. Auch könnte es sein, daß Sie sich nicht frei fühlen, in den wirklich saftigen, grenzenlosen Fantasien zu schwelgen – die am befreiendsten und lustvollsten sind –, wenn Sie wissen, daß jemand anderes zum Mitwisser Ihrer geheimsten exotischen Träume wird.
  Eine Ausnahme stellen Fantasien dar, die Sie ausdrücklich in die Praxis umsetzen möchten und die Sie als sicher, gefahrlos und praktikabel genug empfinden. Ich hatte einmal die Vision, daß mein Liebhaber und ich, beide todschick angezogen, in die Oper gingen und während der Vorstellung für einen Quickie im Stehen in eine dunkle Ecke schlüpften. Die Eleganz, Heimlichkeit und Gefahr dieses ausgedachten Szenarios gefiel meiner ungezogenen inneren Venus ebenso wie meinem Mann, als ich ihm davon erzählte. Monatelang nutzten wir diese gemeinsame Fantasie, um uns gegenseitig anzuspornen. Eines Abends im Theater stand er dann mitten im ersten

Akt auf und führte mich ins Vestibül, wo wir hinter einer Schwingtür übereinander herfielen, bis wir das Publikum applaudieren und aus dem Saal kommen hörten. Wir hatten gerade noch Zeit, unsere Kleidung zu richten und harmlos lässig hinter der Tür vorzukommen, um uns in der Pause unter das herausströmende Publikum zu mischen. Es war fantastisch, aber hinterher mußte ich mir einen neuen unanständigen Tagtraum ausdenken!

- Fantasieren Sie bei jeder Gelegenheit – im Zug, wenn Sie in der Sonne liegen, Tischtücher bügeln, ein Meeting über sich ergehen lassen, das Essen kochen, eine Blume betrachten, einschlafen, duschen, im Flugzeug sitzen, zur Arbeit gehen und vor allem, wenn Sie Ihren Körper und den Ihres Liebhabers anschauen und berühren. Fantasieren Sie, während Sie sich auf ein sinnliches Rendezvous vorbereiten, bei der Liebe mit Ihrem Mann oder beim Liebesspiel mit sich allein. Je mehr Sie Ihre Fantasie üben, um so lebendiger werden Sie sich fühlen, und um so besser werden Sie Ihre innere Venus kennenlernen, denn sie lebt, atmet und gedeiht im Reich lebhaften Vorstellungskraft.

- Benutzen Sie Hilfsmittel. Gestalten Sie Ihre Fantasien so real wie möglich, indem Sie einen Schuß greifbarer Wirklichkeit hinzufügen – ein hauchdünnes Tuch für Ihren Haremsaufenthalt (nur zu diesem Zweck habe ich mir aus Ägypten unzählige durchsichtige Bauchtanzschleier mit baumelnden Perlen mitgebracht); einen pelzigen Schwanz für Ihre Catwoman-Träumerei; ein Stück Seil oder eine Augenbinde für Ihre ›Vergewaltigungsfantasien‹; Netzstrümpfe und ein kurzes Rüschenschürzchen für das französische Zimmermädchen in Ihnen; Sandelholz oder Moschusräucherstäbchen für tantrische Fantasierituale; saftige Früchte für Fantasieliebesspiele mit Tom Jones. Und legen Sie natürlich auch immer Ihre Lieblingsspielsachen bereit – Vibratoren, Videos, parfümiertes Massageöl, Liebeskugeln und ähnliches. Ihre Luftschlösser werden erotisch greifbarer, wenn sie mit Dingen der Realität drapiert sind.

- Lassen Sie Ihre erotischen Visionen eine andere Sprache sprechen. In der Fantasie haben Männer keinen ›Penis‹; sie stellen stolz ihren steifen ›Schwanz‹ zur Schau. Sie haben keinen ›Busen‹ und keine ›Genitalien‹; Sie haben ›knackige Titten‹ und eine ›saftige Möse‹. Und geile sexy Kerle wollen keinen ›Geschlechtsverkehr‹ mit Ihnen; sie lechzen danach, Sie zu ›ficken‹, daß Ihnen Hören und Sehen vergeht. Bei vielen von uns kann eine schamlose Sexsprache auf der Stelle die primitivsten Instinkte wecken und sanfte Fantasien zum Siedepunkt bringen. Auch fremdsprachige Ausdrücke können genau die richtige Note exotischer Romantik liefern, wenn Sie Ihren Tagträumen über heißblütige italienische Grafen oder ungehobelte blonde Wikinger nachhängen. Sätze wie: *»Baise-moi, chéri«*, *»Fuck me harder, darling!«* und *»Chiavami, tesoro!«* sind Eintrittskarten in erregende Fantasiewelten. Lernen Sie diese starken, beschwörenden Worte zu genießen. Flüstern Sie sie abends im Dunkeln vor sich hin. Singen Sie sie vor sich hin. Benutzen Sie sie, um sich aus beiläufigen Träumereien in das Reich heißer, verworfener Meisterwerke der Fantasie zu katapultieren.

Zurück zur Quelle

»Ich bin im afrikanischen Busch mit einem leidenschaftlichen Liebhaber zusammen. Wir wälzen uns im Laub und suhlen uns im Morast wie wollüstige primitive Tiere, und dann wäscht er mich in einem kühlen grünen Fluß ab. Wir gleiten auf dem Rücken eines Alligators durchs Wasser, und als das Tier versucht, sich umzudrehen und mich zu verschlingen, rettet mein wilder Liebhaber mich mit der Muskelkraft seiner Arme vor seinen grausamen Fängen. Stolz führt er mich nackt auf dem Rücken eines riesigen, runzeligen Elefanten durchs Dorf. In der Hütte läßt er mich nackt, hüllt sich aber in weiße Gewänder, so daß ich nur seine dunklen, schimmernden Augen sehen kann, die heiß über meine bebende Nacktheit gleiten. Dann öffnet er für mich sein Gewand, damit ich seinen glühenden, harten Körper berühren kann, und ich knie mich vor ihn, um sein steifes Glied in meinen Mund zu nehmen. Er streichelt meinen Kopf, während ich an ihm sauge, und hüllt mich mit in seine Gewänder, wo es noch heißer ist als unter der afrikanischen Sonne. Er ergießt sich vorn auf meinen Leib und reibt seinen honigsüßen Erguß in meine Brüste, so daß ich nach ihm rieche. Langsam sinken wir auf die grobe Matte, und er dringt von hinten in mich ein, beißt mich in den Nacken und knurrt leise wie ein wildes Tier. Sein riesiger Schaft stößt fest in den tiefsten Teil meines weiblichen Brunnens, und bald keuche ich vor unkontrollierter Ekstase. Stunden vergehen, in denen er mich am Rand atemloser Erlösung hält. Schließlich nimmt er mich ganz, indem er den Arm um mich legt und eine Hand an meine pulsierende Knospe und die andere auf eine glühende Brustwarze legt, er stößt noch fester in mich, schnaubt wie ein großer Tiger – und ich schreie in der Ekstase meiner körperlichen Hingabe. Später badet er mich unter einem Wasserfall und liegt mit mir am Flußufer, während wir die Hyänen lachen hören.«

»Eines Abends, ich bin in einem engen roten Kleid zum Tanzen gegangen, packen mich plötzlich drei

Männer von hinten, verbinden mir die Augen und werfen mich hinten in einen Lastwagen. Tage später wache ich aus der Betäubung auf, die sie mir verabreicht haben, und finde mich auf dem Versteigerungsblock eines Sklavenmarktes wieder. Ich bin von Kopf bis Fuß in Gewänder gehüllt; nur meine Augen sind noch zu sehen. Der Auktionator sagt: ›Das Mindestgebot beträgt drei Millionen Rupien für dieses außergewöhnlich schöne Stück!‹ Plötzlich reißt er mir die Gewänder vom Leib und stellt meinen völlig nackten Körper zur Schau; ein bewunderndes Stöhnen geht durch das Publikum. Mehrere Kunden, Männer in langen Gewändern und Turbanen, kommen näher und drücken meine Brust, kneifen in meine Brustwarzen und greifen mir zwischen die Beine. Ein Mann mit blauer Schärpe reibt sogar meine Klitoris, stößt immer wieder einen unglaublich langen Finger in mich hinein und heraus, um meine Reaktion zu beobachten. Eigentlich müßte ich mich gedemütigt fühlen und wütend sein, aber statt dessen fühle ich mich hochmütig und sexy, weil ich sehe, daß jeder der Männer unter seinem Gewand eine riesige Erektion hat. Ich fange an, die Hüften zu wiegen, meine Titten zu kneten und meine Muschi zu massieren. Ich schaue dem Mann mit der blauen Schärpe direkt in die Augen und lecke mir vielsagend die Lippen. Ich nehme meine Finger aus meinem nassen Geschlecht und stecke sie ihm in den Mund. Er fängt an, gierig daran zu saugen, holt seine eiserne Rute hervor und bearbeitet sie mit den Händen. Alle Männer machen es ihm nach, so daß ich nur noch diese herrlichen Ruten sehe, die nach mir lechzen und pulsieren. Ich bin wahnsinnig erregt, schlängele mich und ficke mich mit meinen Fingern, bis all diese Männer sich über meinen Leib ergießen – alle bis auf den Mann mit der blauen Schärpe: Er steckt sein steinhartes

Glied in meine Möse und fickt mich fest, schnell und tief vor allen Leuten, und ich explodiere in unkontrollierten Zuckungen. Ich wähle ihn mir als meinen Besitzer, und er führt mich fort, um mich weiterzuficken.«

Auch wenn sich manche Frauen recht mühelos und ausführlich kunstvolle Visionen wie die oben geschilderten ausdenken, um ihre Solosexspiele zu untermalen, sind viele von uns mit wesentlich schlichteren Szenarien ebenso glücklich – zum Beispiel: »Wie mag wohl mein Nachbar ohne Kleider aussehen? Ich wette, seine Bauchmuskeln kräuseln sich bis hinunter zu seinem ...« oder: »Ich würde gern meine eingeölten Brüste am Körper meines Mannes reiben.« Das ist völlig in Ordnung. Fantasien können von einfachen Überlegungen über reale Männer und Situationen bis hin zu komplizierten Visionen von exotischen Ländern, fremdartigen Menschen und bizarren oder unmöglichen Kopulationen reichen. Fast alles, was Sie sehen, lesen, hören, in Erinnerung haben oder erleben, kann zur Quelle wollüstiger innerer Visionen werden. Die Welt, und vor allem das sinnliche Reich, das Ihre innere Venus wahrnimmt, ist voll anregender Ideen. So dürfte es Ihnen eigentlich nie an Anknüpfungspunkten fehlen, wie und woher Sie Material für wirklich saftige Fantasien beziehen können. Stimmen Sie einfach Ihr ansonsten so vernünftiges Gehirn auf die ausgefallene opulente Wellenlänge Ihrer persönlichen Wolkenfeen ein, und betrachten Sie die Welt durch ihre erotisch gefärbten Brillengläser. Erlauben Sie sich, ein sinnliches Bild zu erkennen, wenn Sie es sehen, genießen Sie es, merken Sie es sich, schreiben Sie es in Ihr Tagebuch, bringen Sie es freizügig mit Menschen, Orten oder Dingen in Verbindung, die Ihnen durch den Kopf gehen. Lassen Sie Ihre Fantasie ungehemmt durch völliges Neuland schweifen. Und wenn

Sie das nächstemal Ihre innere Venus verkörpern möchten – sei es beim Liebesspiel allein oder mit Ihrem Mann oder wenn Sie in der Bank Schlange stehen –, gehen Sie im Geiste den Katalog Ihrer selbstproduzierten Fantasiestreifen durch, und schalten Sie den heißesten ein.

1. Denken Sie an einen Mann, eine Situation oder ein zurückliegendes Liebesspiel, das Ihren Liebesknopf hat erbeben lassen. Beschwören Sie im Geiste die Geräusche, Gerüche und sonstigen Sinneseindrücke herauf, die damit einhergegangen sind. Schmücken Sie sie aus. Weiten Sie sie in Ihrer Vorstellung zu extremer Lust aus. Ein Beispiel: »Ich hatte einmal einen Liebhaber, der besaß eine wunderschöne glatte braune Haut. Allein schon der Geruch machte mich wahnsinnig vor Lust. Immer wenn ich heiß bin, denke ich an diesen Moschusduft und spüre seine Haut an meiner Brust. Manchmal schwimme ich geradezu in diesem Geruch und stelle mir vor, daß er durch Nase, Mund und Vagina in mich eindringt und jeden Winkel meines Körpers erfüllt. Dann zerfließe ich innerlich wie warmer Honig.« Ein anderes Beispiel: »Mein Freund und ich sprangen früher oft auf sein Motorrad und machten wilde Fahrten durch den Mondschein. Wenn ich an das Gefühl denke, diesen vibrierenden Bock und den Hintern meines Freundes zwischen den Beinen zu haben, dann zittere ich heute noch. Das funktioniert besonders gut in Verbindung mit meinem Vibrator.«

2. Lesen Sie erotische Romane. Versetzen Sie sich in die Charaktere und die heißesten Szenen – Kleider, Essen, Hilfsmittel, Orte, das ganze Drum und Dran. Einige erotische Romane anonymer viktorianischer Autoren können wunderbar verrucht sein – blauäugige Jungfern verwandeln sich in sexbesessene, Peitsche schwingende, reitende junge Damen, die ihre Brüder dabei beobachten, wie sie jedes Dienstmädchen im Haus vernaschen.

Oder schlüpfen Sie in die Haut des anderen Geschlechts. »Henry Millers Bücher regen meines Säfte wirklich an«, erzählte mir eine Freundin. »Ich ziehe gern die Kleider meines Mannes an – wenn er nicht da ist, natürlich – und tue so, als wäre ich einer von Millers geilen männlichen Helden, der mit Worten wie ›Schwanz‹ und ›Möse‹ um sich wirft und mit seinem riesigen Glied wedelt, um jede Frau zu ficken, die ihm über den Weg läuft. Es macht Spaß, zur Abwechslung mal die Rollen zu tauschen.«

3. Blättern Sie in Sexmagazinen. Die Fotos vor allem im *Penthouse* haben oft etwas von realistischen Fantasien. Ein zehnseitiger Beitrag über zwei Frauen, die mit Eisdildos spielten, versorgte mich monatelang mit Rohmaterial für Fantasien. Vergessen Sie nicht, auch die Stories und Leserbriefe zu lesen. »Ein Mann beschrieb, daß er heimlich zusah, wie seine Frau alle ihre Hemmungen über Bord warf und es mit zwei geilen Gärtnern trieb, und aus irgendeinem Grund machte mich das wahnsinnig an«, erzählte mir meine Freundin Mary. »Ich habe mir daraus meine eigene Version gebastelt; es macht mir unheimlich Spaß, mir vorzustellen, daß mein Mann mich heimlich beobachtet, wie ich es mit den knackigen jungen Burschen treibe, die unseren Pool reinigen. Meine Lieblingsstelle in der Fantasie ist, wenn ich auf dem Schoß des einen sitze, den Rücken ihm zugewandt und seinen Liebesstab tief in mir, während der andere meinen Kitzler leckt. Das ist dann für meinen Mann einfach zuviel, und er muß aus seinem Versteck kommen und mitmachen, indem er an meinen Titten saugt. Das würde ich in Wirklichkeit natürlich niemals tun, aber das macht die Vorstellung nur noch lustvoller!«

4. Gehen Sie in der Natur spazieren. Wenn Sie einen Wasserfall sehen, stellen Sie sich vor, Sie stünden mit einem langhaarigen polynesischen Liebhaber darunter und spürten das Wasser und seine Hände auf Ihren Brüsten. Nehmen Sie den Eindruck von intensiv grünem Moos mit nach Hause als Talisman, der lebhafte Farben, feucht-erdige Gefühle und romantisch mittelalterliche Szenarien heraufbeschwört. Sehen Sie in Bergen Brüste zum Saugen, in Bäumen und Wolkenkratzern mächtige Schäfte, die in Sie eindringen, in Felsspalten Münder zum Küssen und Sich-küssen-Lassen. Lassen Sie sich von morastigen Pfützen zu Fantasien inspirieren, wie Sie sich mit einem Krokodil, Wolf oder primitiven wilden Liebhaber im Schlamm wälzen. Würzen Sie mit diesen natürlichen Zutaten Ihr Liebesspiel allein oder mit einem Partner. Eine Naturliebhaberin erzählte mir folgende Fantasie: »Plötzlich wurde der Baumstamm zu einem Podium, auf dem ich mich vor Hunderten Männern zur Schau stellen konnte. Im Geist lag ich nackt auf dem Rücken darauf, den Stamm zwischen meinen breit gespreizten Beinen, mein Geschlecht weit offen. Ich konnte mir vorstellen, wie die Rinde an meinem nackten Rücken und Hintern krabbelte, während ich meine nasse Öffnung massierte und all diese Männer mit gewaltigen nackten Erektionen mich gierig anstarrten. Aber keiner durfte mich anfassen, weil ich die heilige weiße Göttin des Waldes war und sie mich aus der Ferne anbeten mußten.«

5. Schlüpfen Sie in die Haut einer anderen Frau, über die Sie gelesen, die Sie in einem Film gesehen oder von der Sie in einem Lied gehört haben. »Ich habe verschiedene Fantasiepersönlichkeiten, je nach Situation«, erzählte mir eine Frau. »Wenn ich mich selbst befriedige, spiele ich im Geist die Rolle der Salome, in der ich eine Frau sehe, die keine Scham hat, ihren Körper zu berühren und mit vielen herrlichen Schleiern und verschiedenen Dingen zu spielen. Wenn ich mit meinem

Mann zusammen bin, stelle ich mir vor, die muntere Nutte Xaviera Hollander zu sein, stelle meine gewagte Sexualität zur Schau und gebe ihm alles, wovon ein Mann nur träumen kann. Und wenn ich mir nur die Langeweile beim Bügeln vertreiben will, erfinde ich eine Szene, in der ich ›Brown Sugar‹ aus dem Song der Rolling Stones bin. Sie ist ein geiles Flittchen, das alle möglichen Rockstars wild macht.«

6. Wenn Sie einen attraktiven Mann sehen, stellen Sie sich vor, wie er nackt aussieht und sich anfühlt. Welche unerhörten Dinge würde er mit Ihnen anstellen? Welche verdorbenen Dinge würden Sie für ihn tun? Welche Form hat wohl sein Penis? Welche Farbe sein Schamhaar? Hat er eine Tätowierung an der Innenseite des Oberschenkels? Würde er Ihnen gern den Venushügel rasieren? Wie schmeckt sein Mund? Hätte er Sie lieber in weißer Baumwolle, roter Spitze oder schwarzem Leder? Schreit er, wenn er kommt? Sind seine Brustwarzen sensibel? Seine Ohrläppchen? Seine Lider? Würde er gern Ihre Spalte lecken? Und Sie seinen Penis? Wenn Sie das nächstemal mit Ihrem Vibrator spielen, stellen Sie sich vor, seine Hände würden Ihnen plötzliche Wogen der Lust vermitteln.

7. Lesen Sie Sexhandbücher. Picken Sie sich die verrückteren Vorschläge heraus, die Sie in Wirklichkeit nie tun würden – sich liebevoll von Ihrem Mann peitschen zu lassen, seinen Penis mit Perlen zu umschlingen oder eine dritte Person in Ihr Liebesspiel einzubeziehen –, und lassen Sie Ihrer Fantasie freien Lauf. Erfinden Sie eigene Variationen. Tun Sie so, als würden Sie für die Illustrationen des Buches fotografiert oder gezeichnet. Und wenn diese lebhaften Bilder Sie erfüllen, lassen Sie sich von ihnen zum Sololiebesspiel verleiten. »Ich habe immer davon gelesen, daß man sich beim Sex in einem

Spiegel an der Decke zusieht, aber es wäre mir viel zu peinlich, das mit meinem Mann zu machen. Aber manchmal, wenn wir uns lieben, oder besonders, wenn ich allein bin, stelle ich mir vor, daß ich im Spiegel sehen kann, wie sein hübscher kleiner Hintern sich auf mir auf und ab bewegt. Das ist ein unheimlich prickelndes Gefühl«, erzählte mir eine Freundin.

8. Achten Sie auf zufällige Begebenheiten, die Ihre erotische Fantasie anregen. Falsche Telefonverbindungen, falsch adressierte Post, verwechseltes Gepäck oder vertauschte Tickets, versehentliche Zusammenstöße von Einkaufswagen, falsch verstandene Worte oder Namen und ungewöhnliche Zeitungsartikel können die Saat zu einem großen Fantasiegarten in sich bergen. Ich bekam gelegentlich Anrufe von Männern, die nach Natascha fragten. Schließlich erzählte mir ein zutiefst enttäuschter Anrufer, daß Natascha eine Domina war, die früher diese Telefonnummer hatte, und er fragte mich, ob er mich nicht dafür bezahlen könne, ihn zu bestrafen, statt weiter darauf zu bestehen, daß dieser ›schlimme Junge‹ die falsche Nummer gewählt habe. Ich legte auf und ließ meine Telefonnummer ändern, aber es machte mir großen Spaß, mir vorzustellen, in grobem Ton Verabredungen mit diesen Männern zu treffen – die Beschimpfungen würden ihnen gefallen! –, hüfthohe Stiefel und Ketten anzuziehen und jeden ihrer Wünsche nach erotischer Bestrafung in Leder zu erfüllen.

9. Lassen Sie Ihre Gefühle durch Musik in Bilder verwandeln. Brasilianische Musik oder Reggae können Sie in ein tropisches Klima versetzen, wo knappe Bikinis, dunkelhäutige, erotische Männer und Freizügigkeit herrschen. Der kräftige Beat von Hardrock mag Ihre primitiven Instinkte wecken. Barocksonaten können Sie in einen Vogel verwandeln, der frei von allen gesellschaftlichen Zwängen fliegt, oder in eine Gitarre, die ein Mann mit kräftigen Fingern spielt. »Ich fantasiere nicht über Menschen oder Ereignisse, sondern mehr über Gefühle«, erzählte mir Carol. »Ich kann ein Musikstück auflegen, mich auf ein bestimmtes Instrument oder eine Melodie konzentrieren und das benutzen, um meine Empfindungen und Gefühle in einem spannungsgeladenen Akkord zu bündeln, der durch meinen ganzen Körper fließt, wie ich es möchte. Dieser Akkord fühlt sich heiß, kalt und pulsierend an, alles gleichzeitig, und er strahlt irgendwie in meine Hände, Brüste und Genitalien aus, während die Musik weiterspielt. Er intensiviert alles, was ich mit mir mache, und wenn ich ihn auf meine Klitoris konzentriere, komme ich immer zum Orgasmus.«

10. Werbung ist heutzutage eine wunderbare Quelle für Fantasien. Wie wäre es mit einer dieser Calvin-Klein-Anzeigen, die den nackten Oberkörper eines vollkommen gebauten Mannes im Sand zeigen? Stellen Sie sich vor, Sie würden mit ihm in den Wellen tollen oder die Verhärtung in seiner Jeans spüren. Jeans-Anzeigen zeigen oft ein heißes Western-Szenario oder ein Café, in dem sich herrliche Männer und Frauen herumlümmeln. Sie könnten geradewegs in einer dieser Szenen auftauchen und sich von Ihrem Lieblings-Cowboy sein Markenzeichen einprägen lassen. Fernsehwerbung für Parfüm ist meist besonders darauf angelegt, romantische Fantasien zu wecken: Liz Taylor, die verführerisch einem Klasse-Dandy im Casino Glück bringt; eine Frau mit Schmollmund, die herausfordernd behauptet: »Nicht jede Frau kann Rot tragen«, weil es offenbar so heiß und gewagt ist; das Abbild eines Fabio, der auf einem Pferd heranreitet, um Sie mit einem Griff in den Sattel zu heben und in den siebten Himmel zu entführen. Und dann ist da noch der Nachbar von nebenan, der kommt, um sich Kaffee zu leihen. Meine Freundin Teresa stellt sich gern vor: »Dieser sexy Kerl klingelt bei mir. Wenn er kommt und um Kaffee bittet, fordere ich ihn auf, hereinzukommen, und während ich die Kaffeedose vom Regal nehme, stellt er sich hinter mich, drückt mich gegen den Schrank, hebt meinen Rock hoch und bumst mich, daß mir Hören und Sehen vergeht. Dann knöpfe ich sein Hemd auf, reibe Honig auf seine Brustwarzen und lecke ihn ab, und irgendwie ist der Kaffee völlig vergessen.«

11. Durchforschen Sie Ihre Träume nach Fantasieszenarien. Als Botschaften des Unterbewußten können Träume uns Hinweise auf ›verbotene‹ Wünsche und Ängste liefern, die wir ansonsten vor uns selbst verborgen halten und in der Fantasie gefahrlos auskundschaften können. Ich hatte einmal einen starken erotischen Traum über den äußerst durchschnittlichen Mann, der damals mein Chef war. Obwohl ich ihn in Wirklichkeit mochte und respektierte, gab es zwischen uns keine sonderlich erotische Spannung – und für meine Karriere hätte es katastrophale Folgen gehabt, mich mit ihm einzulassen. Doch in meinen nächtlichen Traumbildern sah ich die sanfte, erotische Don-Juan-Persönlichkeit, die er sich vermutlich nicht einmal selbst eingestand, die in meiner Libido jedoch ein Riesenfeuer entfachte. Ich verzichtete bewußt auf jede echte Tändelei mit ihm, zog ihn aber monatelang mit den Augen aus und gab mich ihm ausgiebig und hingebungsvoll im Geiste auf dem Korridor hin. Es war eine Freude, zur Arbeit zu gehen!

Sie können auch Ihre Träume beeinflussen, um Dinge auszuleben. Eine Freundin erzählte mir, daß sie immer wieder vor ihrem geistigen Auge sah, wie ihre beiden Kolleginnen sie überall leckten und bissen. In Wirklichkeit wollte sie Sex mit einer Frau nicht ausprobieren, aber diese Bilder waren so hartnäckig, daß sie beschloß, sich in ihren Träumen mit der Vorstellung auseinanderzusetzen. Nachdem sie etwa fünf Abende hintereinander mit dem bewußten Gedanken an diese beiden Frauen eingeschlafen war, träumte sie schließlich, daß sie drei gemeinsam einen überaus erotischen Pornofilm drehten, in dem sie sich gegenseitig in allen möglichen Kombinationen streichelten, leckten, kneteten und küßten. Sie genoß diesen Traum so sehr, daß er über Jahre ihre Lieblingsfantasie blieb. Obwohl sie in ihrem Alltagsleben immer noch kein Verlangen nach gleichgeschlechtlichem Sex hat, erlaubt sie sich, in ihren Träumen und Fantasien die Schönheit von Frauen zu genießen.

12. Schlüpfen Sie in eine Rolle – irgendeine – und sehen Sie, wohin sie diese führt.

- Sie sind Bibliothekarin und können nicht dagegen an, sich zwischen den Regalen an sexy junge Studenten heranzuschleichen und ihnen etwas praktischen Unterricht zu erteilen.
- Sie sind Sportreporterin; in der Umkleidekabine der Footballspieler reißen Sie sich sämtliche Kleider vom Leib und massieren sich bis zum Orgasmus, während das gesamte Team sie anfeuert.
- Sie sind ein Teenager beim ersten Rendezvous, schmusen stundenlang herum und lassen ihn schließlich Ihre Brust streicheln und haben sein leidenschaftlich lautes Stöhnen im Ohr.
- Sie sind eine Haremsdame, werden jeden Tag von Hunderten lustvollen Frauen verwöhnt, parfümiert, gebadet und geleckt und jeden Abend augewählt, den goldenen Degen des Sultans zu lutschen.
- Sie sind ein Pornostar und müssen ständig zusehen, wie Männer mit gewaltigem Gemächt und wunderbar geformte Frauen miteinander Sex haben; dann

lassen Sie sich von drei Männern und zwei Frauen siebenundneunzig Kameraeinstellungen lang lecken, vögeln und beißen.

- Sie sind eine französische Zofe im 19. Jahrhundert, deren Herr es oft für nötig befindet, Sie wegen Vernachlässigung Ihrer Pflichten zu züchtigen.
- Sie sind eine Tantrika in einem alten orientalischen Garten, der durchdringend nach Orangenblüten und Jasmin duftet, und ein indischer Gott mit zwölf Armen streichelt Ihren Körper mit seinen zwölf Händen, während er Sie auf transzendentale Weise liebt.
- Sie sind als leitende Angestellte bei einer Sitzung, und einer Ihrer Kollegen ist unter den Konferenztisch geschlüpft, um Sie zwischen den Beinen zu lecken.
- Sie sind als Geisel gefesselt und werden gezwungen, bei sechs Frauen Cunnilingus zu machen, während zehn Männer Sie mit ihren steifen Penissen züchtigen und nacheinander von hinten nehmen.
- Sie sind Lady Godiva, die nackt durch die Stadt reitet und ihre Reize nur mit ihren langen Locken bedeckt.
- Sie haben eine Verabredung mit einem Unbekannten und ziehen sich an, um einen neuen Mann zum erstenmal zu treffen; Sie stellen sich verträumt all seine sinnlichen Qualitäten und seltsamen Launen vor, die flirtenden Signale der Augen, das Gespräch beim Abendessen und all die obszönen Dinge, die er bei Ihnen versuchen könnte (und die Sie ihm erlauben würden).
- Sie sind eine despotische Herrscherin, deren männliche Untertanen Ihnen huldigen müssen, indem sie an Ihren Brustwarzen saugen und dann Ihren ganzen Körper mit ihrem Samenerguß einreiben.
- Sie sind eine glanzvolle Schönheit, die im Casino von Monaco spielt; ein italienischer Prinz folgt Ihnen den ganzen Abend auf Schritt und Tritt und entführt Sie schließlich zu einem Stelldichein im Mondschein auf seine Yacht.

- Sie sind Kellnerin in einem vornehmen Restaurant und schlüpfen ab und an in die Herrentoilette und vernaschen alle Männer, die gerade da sind, ganz gleich wie viele es sind.

Visionen der Wolkenfeen

Die meisten Fantasien dienen zwar ausschließlich lustvollem Vergnügen, doch eine bestimmte Art von Vorstellungen ist durchaus ernster gemeint – sie prägen die Realität so, wie Sie sie haben möchten. Ob das nun bedeutet, daß die Gefühle oder das Verhalten Ihres Partners sich ändern, daß Ihre Gefühle und Ihr Verhalten sich ändern oder daß Sie einen neuen Liebhaber zu sich rufen. Schwelgen Sie oft genug in ihnen, dann werden Sie feststellen, daß das reale Leben anfängt, die Gestalt Ihrer utopischen Träume anzunehmen. Es ist, als säßen Sie und Ihre Wolkenfeen gemeinsam um einen Hexenkessel herum: Sie werfen die mentalen Bilder Ihrer Wünsche hinein, kochen sie zusammen mit Ihrer Vorstellungskraft auf, und der aufsteigende Dampf trägt Ihre Begierden an das reale Ziel und erfüllt die Person oder das Ding mit der verdunsteten Essenz Ihrer erotischen Vision. Kraftvoller als Ihre sonstigen Visionen tragen diese magnetischen Wolken die gesamte Macht Ihres brennenden Verlangens, Ihrer leidenschaftlichen Gefühle und zügellosen Fantasien in sich. Ihre innere Stimme wird Ihnen sagen, wann es angebracht ist, sie einzusetzen.

1. Stellen Sie sich vor, Sie würden einen Liebhaber zu sich rufen. Wenn meine Freundin Vivian einen neuen Mann in ihr Leben bringen oder zu ihrem derzeitigen Liebhaber eine Verbindung über große Entfernungen

hinweg herstellen möchte, denkt sie nur intensiv an diese Person, während sie sich selbst befriedigt. Sie spürt, wie sie ihn mit aller Kraft ruft und er diese Verbindung bewußt wahrnimmt. Vivian meint, das funktioniere noch besser, wenn sie es unter der Dusche macht, weil ihre Lust dann intensiver ist und sie sich vorstellt, wie der Dampf ihres heißen, nassen Körpers mit der mächtigen erotischen Magie ihres Tagtraums davonschwebt. Als ich das einmal versuchte, hatte ich zum einen ein äußerst lustvolles Duscherlebnis, und als ich aus dem Badezimmer kam, rief zudem der Liebhaber, an den ich gedacht hatte, aus dreitausend Meilen Entfernung an.

2. Entwickeln Sie wunderbare neue Gefühle zu Ihrem Körper, die sich in betörendes Verhalten umsetzen werden. Da ich der Ansicht bin, daß es für Frauen überaus wichtig ist zu lernen, ihre Genitalien zu lieben und zu bewundern, empfehle ich ihnen oft, ihre autoerotischen Spiele mit folgender Fantasie zu untermalen: Stellen Sie sich vor, Ihr Partner oder imaginärer Liebhaber leckt Ihre Schamlippen und stöhnt: »Ich liebe deine herrliche Muschi. Sie schmeckt so gut und macht mich so hart.« Wenn Ihre Leidenschaft wächst, küßt er Sie noch intensiver und stöhnt: »Gib mir mehr von deinem köstlichen Nektar. Ich möchte ihn auflecken.« Malen Sie sich dieses Grundszenario beliebig aus, und erlauben Sie Ihren Händen oder einem Vibrator, es auszuagieren. Diese Vision ist nicht nur eine lustvolle Erweiterung des Liebesspiels allein, sie hilft Ihnen auch, im tiefsten Inneren zu erfahren, was für ein magisches, erotisches Juwel Ihre Vulva ist; die körperliche Hitze von Ihren Sexualorganen auf die Ihres Liebhabers zu übertragen und lüsterne Beckenbewegungen zu erfinden.

3. Machen Sie Ihren Partner in Ihrer Fantasie zu dem traumhaften Liebhaber, den Sie sich wünschen. Nehmen wir an, Ihr Mann meint es zwar gut, nimmt sich aber einfach nicht genug Zeit für das Vorspiel. Sie haben versucht, ihn mit erotischer Massage, verführerischen Vorführungen Ihrer Solosexspiele und zärtlichen Worten zurückzuhalten, hatten aber nur mäßigen Erfolg – dann ist es jetzt Zeit für wollüstige Visionen. In einem lustvollen Rendezvous mit sich selbst stellen Sie sich vor, daß Ihr ausnahmsweise zurückhaltender Liebhaber Sie nun langsam mit all den lustvollen Zärtlichkeiten aufreizt, nach denen Sie sich so sehnen. Sehen Sie vor ihrem inneren Auge in allen Details, wie er liebevoll Ihre Zehen massiert; spüren Sie seine langsame, sinnliche Liebkosung an der Innenseite Ihrer Schenkel; riechen Sie seine glühende Haut, während er in Ihre Brustwarze beißt; hören Sie die leidenschaftlichen Worte, die er Ihnen ins Ohr raunt; schmecken Sie seine Zunge in den Winkeln Ihres Mundes. Gleichzeitig fachen Sie all diese erotischen Zonen mit Ihren eigenen liebevollen Händen an und schüren die Erregung zu heißer Glut. Die Kombination aus Ihren kreativen Liebessäften, Ihren heißen Gefühlen und Ihrer wilden Entschlossenheit wird diese flammende Botschaft unmittelbar ins Herz Ihres Liebhabers treiben.

Kapitel 8

Die Geheimnisse des Orgasmus

»Und dann geschah es wie
ein Wunder, dieses Pulsieren der Lust,
unerreicht von den exaltiertesten
Musikern, den Gipfeln der Vollkommenheit in
Kunst, Wissenschaft oder Krieg,
unerreicht von den majestätischsten
Naturschönheiten, dieser Lust, die den Körper in
einen hohen Turm von
Feuerwerkskörpern verwandelt, die in
allen Sinnen zu Fontänen der
Wonne explodieren.«

Anaïs Nin

Wir Frauen wissen, daß der Orgasmus kein Ziel ist, das es um jeden Preis zu erreichen gilt wie ein Tor beim Fußball oder einen Touch down beim Football. Manchmal ist es uns sogar egal, ob wir einen Orgasmus haben, weil wir die lustvolle Ekstase der körperlichen Liebe in ihrem *Prozeß* genießen. Dennoch ist diese Lust, »unerreicht von den majestätischsten Naturschönheiten«, eine göttliche Gabe, auf die wir ganz entschieden Anspruch haben und die Ihre innere Venus Ihnen von Herzen zukommen lassen möchte. Die wonnigen Wogen des Orgasmus sind lebenswichtige Nahrung für die Venus in ihrem Körper, die Ihre gesamten subtilen Energiequellen und zugleich Ihre physischen und mentalen Fähigkeiten stärkt. Das ekstatische Pulsieren Ihres

Orgasmus ist zudem eines der befriedigendsten Geschenke, die Sie Ihrem Liebhaber machen können. Nur weniges erregt einen Mann mehr als das Wissen, daß er das ewige Mysterium gelüftet, den verborgenen Gral entdeckt und Ihren Körper in die unwillkürlichen Spasmen der Verzückung versetzt hat – die sich dann auf seinen Körper übertragen.

Es liegt durchaus in unserer Macht, diese göttliche Ekstase zu nehmen und zu geben. Die Forschungen von Masters und Johnson zeigen, daß die Orgasmusfähigkeit von Frauen weit über die von Männern hinausgeht. Und je mehr wir diese Fähigkeit üben, um so sensibler und empfänglicher werden wir für orgastische Stimuli, erreichen immer größere Höhen der Ekstase und eine immer bessere Orgasmusfähigkeit. Mary Jane Sherfey stellt in ihrem Buch *The Nature and Evolution of Female Sexuality* Überlegungen an, daß Frauen ohne die Einschränkungen durch gesellschaftliche und verinnerlichte Tabus möglicherweise die Freiheit hätten, sich natürlicher zu verhalten, wie es beispielsweise unsere engen Verwandten, die höheren Primaten, tun, die in der Paarungszeit bis zu fünfzigmal täglich kopulieren und vermutlich auch zum Orgasmus kommen. Wie glücklich und gesund müssen sie und ihre Partner sein!

Nicht allzuweit entfernt von diesem Naturzustand sexuellen Wohlbefindens sind die Inselbewohner von Mangaia in Zentralpolynesien. Sie gelten als orgastisch fortgeschrittenste Gesellschaft der Welt und sehen den weiblichen Orgasmus nicht als Luxus, sondern als Notwendigkeit an. In der Pubertät lernen männliche Magaianer, Frauen zu höchster sexueller Lust zu stimulieren, und ein Mann, dem es nicht gelingt, seine Frau bei der Liebe jedesmal mindestens zweimal zum Orgasmus zu bringen, verliert seinen Status innerhalb der Inselgesellschaft. Leider ist unsere Kultur nicht so fortgeschritten.

Aber es ist ohnehin wesentlich besser, wenn Sie die

Kontrolle über Ihren Körper und seine Lust selbst haben und wissen, daß niemand Ihnen einen Orgasmus *gibt*. Sie erzeugen ihn selbst, indem Sie wissen, wie Ihr Körper zum Höhepunkt kommt, und dann Ihre Gefühle und Handlungen so steuern, daß sie einen Orgasmus zulassen. Diese Fähigkeit, sich gleichzeitig zu kontrollieren und hinzugeben, ist das spezielle Talent und die Gabe Ihrer inneren Venus und der vielen antiken und modernen Liebesgöttinnen, die die Geheimnisse regelmäßiger, multipler Orgasmen erkannt und zu einer hohen Kunst verfeinert haben. Lauschen wir einer ihrer Versammlungen:

Es war einmal eine Gruppe Priesterinnen der Antike und moderner Sexgöttinnen, die saßen an einem Lagerfeuer und berieten, wie sie die Göttin-die-das-Innerste-erschauern-läßt bewegen könnten, zu ihnen zu kommen. Sie wüßten, daß sie schwer zu fassen war und Huldigungen und Zärtlichkeiten auf einem recht hohen Niveau brauchte. Doch diese Frauen besaßen Hinweise und Geheimnisse, die sie sich am Feuer gegenseitig zuraunten. »Versuche, ganz schnell zu reiben.« – »Laß dich gehen.« – »Vielleicht lockt es sie herbei, wenn du eine Gurke nimmst.« Und siehe da, die geheimnisvolle Saat ihrer gemeinsamen weiblichen Weisheit trug schließlich Früchte, und die Göttin-die-das-Innerste-erschauern-läßt trat in voller Blüte in ihre Mitte. Und sie lebten mit ihren Partnern glücklich und ekstatisch bis an ihr Ende. Jede von ihnen hatte ein Geheimnis offenbart:

Geheimnis 1:
Erkenne und liebe deine eigene Sexualität – regelmäßig

Das ist natürlich genau das Thema, mit dem Sie sich bisher in diesem Buch befaßt haben: Ihren Körper zu erkunden, nicht um seine Fehler zu entdecken, sondern seine erotischen Kurven und Windungen; Ihre eigenen erotischen Zonen, sexuellen Wünsche und Ihren eigenen sexuellen Stil zu finden; sich mit Ihrer inneren Venus vertraut zu machen; Ihre Sinnlichkeit, Ihre wilden erotischen Gedanken und Ihre Genitalien zu lieben; zu lernen, wie Sie sich selbst und damit auch Ihrem Liebhaber Lust bereiten. Eine Frau erzählte: »Ich hatte nie einen Orgasmus, bis ich den Mut aufbrachte, mir meine Vagina anzusehen, und zu dem Schluß kam, daß sie schön und liebenswert ist; erst da fiel es mir leicht, mich zu berühren und ein bißchen außer Kontrolle zu geraten. Damals öffneten sich die Schleusen des Himmels.«

Eine Frau, die ihre Sexualität liebt und sich regelmäßig selbst Lust und einen Orgasmus verschafft, besitzt mehr sexuelles Selbstvertrauen. Sie möchte sich sexuell mehr zum Ausdruck bringen, als Frauen es gemeinhin tun, und ist in ihrem sinnlichen Empfindungsvermögen empfindlicher als üblich. Sie mag ihren Körper und findet sich liebenswert und wertvoll. Sie vertraut darauf, sich und ihrem Partner mehr Lust zu verschaffen, als andere Frauen es könnten; und meist stimmt das auch. Ihre Sololiebesspiele sind allein schon Lohn genug. Doch da sie so leidenschaftlich ist, bekommt sie auch die besten Liebhaber und die beste Liebe. »Als mir klar wurde, daß *ich* diejenige bin, die Sexualität in mein Leben bringt, und nicht ein Mann, hatte ich das Gefühl, wie neugeboren zu sein. Mein Körper, der mir nun wirklich gehört, erschien mir sehr kostbar und stark. Er zeigte mir, wie ich zu *echten* Orgasmen kommen konnte.«

Geheimnis 2: Hingabe

Wilhelm Reich, der Psychoanalytiker, der das Buch *Die Funktion des Orgasmus* schrieb, schilderte den Höhepunkt als Fähigkeit, sich dem Fluß sexueller Energie uneingeschränkt hinzugeben. Wenn Sie sich über die orgastische Schwelle tragen lassen wollen, ist es entscheidend, daß Sie sich Ihren heißblütigen Gefühlen hingeben, denn das Wesen des Orgasmus besteht darin, sich gehenzulassen, die Kontrolle aufzugeben, sich im Augenblick zu verlieren und den Geboten des Körpers zu unterwerfen. Sie müssen also Ihre kritische, kontrollsüchtige Seite auffordern, beiseitezutreten und sich von Ihren wollüstigen Gefühlen den Weg zeigen lassen. Eine sehr kluge Frau sagte einmal: »Sie können sich nicht zum Orgasmus *zwingen;* Sie müssen sich entspannen, in Fluß kommen und Ihren Körper machen lassen.« Und eine andere erklärte: »Ich errege mich soweit wie möglich, und dann lasse ich es einfach laufen. Ich gebe mich meinen Empfindungen hin.«

Geheimnis 3: Konzentration

Jede orgasmusfähige Frau, die ich kenne, sagt, daß sie sich zum Orgasmus bringt, indem sie alles andere aus ihrem Kopf verbannt und sich einzig und allein auf ihren Körper und seine berauschenden Lustgefühle konzentriert. In diesem Augenblick existiert nichts anderes. »Ich mache meinen Kopf leer und verschmelze mit meinen Gefühlen«, erklärte mir eine Frau. »Wenn ich meine Brüste berühre, konzentriere ich mich vollständig auf die Spitzen meiner Brustwarzen. Wenn ich meine Vagina streichele, bin ich so darauf konzentriert, daß ich meine pulsierende, sich zusammenziehende Vagina bin.« Diese Fähigkeit, sich aus den Bindungen der normalen Realität zu lösen und vollkommen auf die andere Realität wollüstiger Sinnlichkeit zu konzentrieren, ist das entscheidende Moment, das es vielen Frauen erlaubt, außergewöhnliche oder multiple Orgasmen zu erleben. »In meiner Privatwelt existiert nur die Spitze meiner Klitoris. Aber in dem Moment fühlt sie sich größer an als mein ganzer Körper, als wäre ich eine riesige Klitoris, die auf den Wogen der Vibration reitet.«

Geheimnis 4:
Stimulieren Sie Ihre Klitoris richtig – und ausreichend

Ob Sie es direkt oder indirekt, langsam oder schnell, fest oder sanft, mit Wasser, von Hand oder mit dem Vibrator mögen, finden Sie heraus, welche Art von Stimulation der Klitoris Sie zum Wahnsinn treibt – und bleiben Sie dabei, bis Ihr Körper die Lust nicht mehr aushält und zum Höhepunkt kommen muß, um die Spannung aufzulösen. Eine Freundin erzählte: »Meine besten Orgasmen habe ich, wenn ich meine Schamlippen spreize und in der Badewanne einen kräftigen Wasserstrahl direkt auf meinen Kitzler richte. Der Wasserstrahl ist fabelhaft und wesentlich ausdauernder als ich.« Eine andere erfahrene Frau wirft ein: »Ich führe gern zehn Minuten ununterbrochen einen Vibrator über meine Klitoris auf und ab. Dann halte ich ihn ruhig und drücke ihn rein, bis ich explodiere.« Wieder eine andere erzählt: »Ich kann meinen Orgasmus beschleunigen, indem ich die Vorhaut meiner Klitoris zwischen Daumen und Finger sanft massiere und gleichzeitig mit einem nassen Finger über die Spitze des Kitzlers reibe. Ein Feuerwerk!«

Geheimnis 5:
Versuchen Sie es mit Ihrem G-Punkt

Wo immer Ihr G-Punkt auch sein mag, er ist Ihre besonders empfindliche Zone, die Sie nutzen sollten. Drei

Frauen beschreiben ihre unterschiedlichen Erfahrungen: »Ich wölbe meinen Rücken, bis ich mit den Fingern eine zutiefst erotische Stelle in mir erreiche. Ich brauche sie nur ein paarmal streicheln, und schon gehe ich ab wie eine Rakete.« – »Ich kann mehrmals kommen, wenn ich einen Dildo nur eben in meine Vagina stecke und schnell über die rauhe Stelle auf und ab reibe, die ich besonders mag.« – »Mein G-Punkt liegt außen über der Harnröhre. Wenn ich ihn in kreisenden Bewegungen massiere, fangen sofort orgastische Wellen an.«

Geheimnis 6: Nutzen Sie Ihren PC-Muskel

Den PC-Muskel anzuspannen, verstärkt die Empfindungen erheblich und wirkt zusätzlich stimulierend, was viele Frauen an die Schwelle eines Orgasmus bringt. Eine leidenschaftliche Frau erzählt: »Das Anspannen macht die Gefühle stärker. Wenn ich in die Nähe des Höhepunkts komme, spanne ich die Muskeln fest an und ziehe die Scheidenwände zusammen, bis die Kontraktionen aufhören.« Und eine andere erklärt: »Nachdem ich einen Orgasmus hatte, ahme ich mit meinem PC-Muskel die Kontraktionen nach, bis ich noch einmal komme.«

Geheimnis 7: Schauen Sie sich im Spiegel zu

Viele Frauen finden es äußerst erregend, ihre eigene sexuelle Spannung und die Bewegung ihres Körpers bei sanften oder intensiven Orgasmen zu beobachten. Eine sagt: »Wenn ich sehe, wie meine Schamlippen anschwellen, sich öffnen wie eine exotische Blume und unwahrscheinlich sexy wogen, fange ich im Inneren an zu beben und rolle sozusagen in einen inneren Schauer hinein.« Eine andere autoerotische Voyeurin erzählt: »Meine Brustwarzen werden ganz dunkel und groß, als ob jemand sie stundenlang geküßt und gebissen hätte. Und dann wird mein ganzer Körper rosig und wie entfacht. Wenn ich das sehe, bin ich hinüber.«

Geheimnis 8:
Benutzen Sie einen Vibrator

Dieses Geheimnis ist besonders hilfreich, wenn Sie noch nie einen Orgasmus hatten. Doch auch wenn Sie bereits Erfahrung haben, erwarten Sie neue sinnliche Höhepunkte, wie die folgende Geschichte zeigt: »Eine Freundin erzählte mir, wieviel Spaß sie mit ihrem Vibrator hat, und ich wollte es auch einmal ausprobieren. Es war toll, weil ich die intensiven, pulsierenden Bewegungen genau dahin lenken konnte, wo ich sie haben wollte, und ganz lange damit weitermachen konnte. Ich spürte, wie sich in mir eine Art Explosion oder Abgrund aufbaute, und ich erinnere mich, daß ich dachte: Ob das wohl gefährlich werden kann? Bald hatte ich das Gefühl, den Gipfel eines Berges erreicht zu haben, und dann fiel ich in einen wonnigen Zustand köstlichen inneren Pulsierens und unkontrollierbarer Kontraktionen, die ich im Traum nicht für möglich gehalten hätte.« (Einzelheiten zur Benutzung eines Vibrators siehe Kapitel 9.)

Geheimnis 9:
Fantasieren

Das erotischste Organ des Körpers ist Ihr Gehirn. Es ist das Epizentrum Ihrer sexuellen Erdbeben. Und wie Sie aus dem vorhergehenden Kapitel wissen, sind Ihre persönlichen Wolkenfeen bestens mit der Wildnis Ihrer inneren erotischen Landschaften vertraut. Im Nu können Sie mindestens zehn heiße Fantasien produzieren, die jede Menge intimer Erdrutsche auszulösen vermögen. Machen Sie es also, wie mehr als 80 Prozent der orgasmusfähigen Frauen es tun: Fachen Sie Ihre Vorstellungskraft an, um einen bebenden Orgasmus zu erleben. Eine von diesen Frauen erzählt: »Ich gehe gern auf alle Viere, einen Vibrator unter mir auf einem Kissen, und stelle mir vor, daß ich wie eine Hündin genommen werde. Diese herrliche Fantasie bringt mich zu multiplen Orgasmen und macht mich unheimlich heiß auf mehr Liebe mit meinem echten Mann.« Eine andere kreative Frau teilt diese Fantasie: »Ich liege flach auf dem Rücken, führe drei nasse Finger ein und stelle mir vor, daß ein arabischer Prinz mich in sein Zelt entführt und auf einen langen Tisch voll saftiger, exotischer Früchte gelegt hat. Die Frauen seines Harems lecken mich überall wie eine Frucht, und der Prinz läßt seine Zunge tief in mich hineingleiten. Das bringt mich immer sofort zum Höhepunkt.«

Geheimnis 10: Spielen Sie eine Rolle

In die Rolle eines Sexkätzchens, einer Domina oder eines unschuldigen jungen Mädchens zu schlüpfen, kann manchmal die wilde Orgasmusfähigkeit aus den Zwängen befreien, die sie hemmt. Ziehen Sie sich der Rolle gemäß an, und agieren Sie sie voll aus. Drei verspielte Sarah Bernhardts gestehen: »Wenn ich meinen roten Spitzen-BH und das durchsichtige Höschen trage, fange ich an, meine Hüften zu wiegen und werde unanständig. Ich fühle mich wie ein hochkarätiges Callgirl, das hundert Orgasmen hintereinander haben kann.« –

»Ich verkleide mich gern als Lolita mit rotem Schmollmund und Kleidern wie ein Schulmädchen. Dann gucke ich ganz schüchtern, sexy und niedlich zugleich und habe das Gefühl, daß es in Ordnung ist, alles zu machen, auch in aller Unschuld die Kontrolle über meinen Körper zu verlieren und ›O je! Jetzt habe ich gerade einen Orgasmus gehabt!‹ zu sagen« – »Ich tue so, als hätte ich einen unglaublich intensiven Orgasmus. Ich schreie und werfe mich wie von Sinnen hin und her. Mein Körper merkt den Unterschied anscheinend gar nicht und kommt wirklich zum Höhepunkt.«

Geheimnis 11:
Stellen Sie sich lebhaft einen Körperteil vor

Früher dachte ich, ich sei die einzig Verschrobene, die das tut, aber wie sich herausgestellt hat, finden es viele Frauen besonders erregend, sich Körperteile bildlich vorzustellen. Meist habe ich ein Bild meiner Brüste mit hochgereckten, bebenden Brustwarzen vor Augen. Das erhöht ihre Sensibilität und sendet intensive Orgasmussignale an meine Vagina. Andere Frauen erzählten von ihren sinnlichen Visionen: »Ich stelle mir vor, wie meine Klitoris für einen Mann aussehen muß, der sie direkt von vorn sieht. Sie ist groß, rot und feucht. Und wenn ich sie dann nur mit der Fingerspitze berühre, komme ich sofort zum Orgasmus.« – »Ich sehe, wie meine Scheidenwände anschwellen und sich mit Blut füllen und meine Vagina sich öffnet, um den großen Dildo aufzunehmen, den ich besitze. Ich sehe den Dildo auch drinnen, wie er gegen die Wände stößt und sie zwingt, sich noch weiter zu öffnen. Dieses starke Bild überwältigt mich aus irgendeinem Grund, und dann stelle ich mir vor, daß ich die Zukkungen dieser angeschwollenen Wände wirklich sehe, während sie die angestaute Energie freigeben.«

Geheimnis 12: Gleichmäßiger Rhythmus und Druck

Das ist ein wichtiger Punkt. Fast alle Frauen, die ich kenne, sagen, das Problem, mit einem Mann zum Orgasmus zu kommen, sei, daß er die herrlichen Dinge, die er mit ihnen macht, genau in dem Moment ändert, in dem sie ein Maß unerträglicher sexueller Spannung erreicht haben. Und an diesem Punkt ist es entscheidend, *nichts zu ändern.* »Ja«, stimmt eine Freundin von mir zu. »In den letzten zwanzig oder dreißig Sekunden muß alles genau gleich bleiben, Rhythmus, Bewegung, Druck, Geschwindigkeit. Sonst ist alles verdorben!« Eine andere Frau führt weiter aus: »Nachdem ich gekommen bin, behalte ich einfach die gleiche feste, gleichmäßige Stimulation bei, auch wenn ich anfangs das Gefühl habe, keine weitere Berührung mehr aushalten zu können. Aber bald klingt diese Intensität ab, und ich reite weiter auf den Wogen der Lust zu multiplen Orgasmen.«

Geheimnis 13: Kitzeln Sie sich hoch

Sie können Ihren Orgasmus intensivieren und verlängern, indem Sie die Spannung bis zu einem Höhepunkt aufbauen, aber kurz vor dem Orgasmus abbrechen. Lassen Sie die Berührung sanfter werden, oder gehen Sie zu einer anderen Körperzone über, während die Erregung abklingt und wieder ansteigt. Je öfter Sie das wiederholen, um so größer wird die Entspannung am Ende sein. »Ich liebe es, mich zu einem starken Orgasmus hochzukitzeln, indem ich mit meinem Vibrator vom Kitzler zu meiner Vaginalöffnung überwechsele, wenn ich fast am Höhepunkt bin. Da halte ich ihn eine Weile und bin wie in einem Schwebezustand, bis mein Puls nicht mehr rast, dann führe ich ihn wieder zu meiner Klitoris«, erzählte meine Freundin Joan. »Das mache ich etwa zehnmal hintereinander, bevor ich schließlich komme; aber dann explodiere ich förmlich.« Eine andere Frau erklärt: »Wenn ich mir Zeit lasse, langsam in Fahrt komme, die Erregung wieder abklingen lasse und zwischen den Höhepunkten vielleicht nur meine Brüste reibe, bekomme ich nach etwa fünf Malen dieses fast unerträgliche Gefühl, aus meiner Haut springen zu wollen.«

Geheimnis 14: Experimentieren Sie mit Atemtechniken

Jede Frau hat offenbar ihre ganz eigene Art, ihre Orgasmusfähigkeit durch ihre Atmung zu steigern. Experimentieren Sie mit Ihren Atemtechniken, bis Sie die Atmung gefunden haben, die für Sie die richtige ist. »Ich sorge dafür, daß ich jeden Tag einen Orgasmus habe, weil es mir in meinem anspruchsvollen Beruf hilft, Streß abzubauen«, erklärte mir eine Kollegin. »Ich habe herausgefunden, daß es für mich sehr wichtig ist, tief durchzuatmen, ganz egal, was ich mache, besonders aber, wenn ich mich selbst befriedige. Ich atme einfach ganz tief ein und aus und stelle mir vor, daß ich die Luft mit meiner Vagina ein- und ausatme. Das bringt mein Inneres genügend zum Prickeln, um mich wunderbar abheben zu lassen.«

Andere Frauen berichten: »Ich habe festgestellt, daß es mir über die Schwelle hilft, den Atem anzuhalten.« – »Wenn ich in kurzen, rhythmischen Stößen keuche, steigert das die Empfindungen in der gesamten Umgebung meiner Vulva, und ich komme schneller. Wenn ich nach dem ersten Orgasmus weiterkeuche und mich sanfter reibe, verschwindet die Überempfindlichkeit in meiner

Klitoris, und ich kann neue sexuelle Spannung aufbauen und noch mal zum Orgasmus kommen – sogar noch fünf- oder sechsmal.«

Geheimnis 15: Geräusche

Geräusche zu unterdrücken, kann die orgastischen Gefühle ersticken, während sie herauszulassen Ihnen die Freiheit gibt, Ihre Gefühle auszudrücken. Verschiedene Frauen erzählen: »Wenn ich stöhne, bin ich mehr in meinen Gefühlen. Ich weiß nicht, ob ich einen Orgasmus haben könnte, ohne dieses sexuelle Verlangen herauszulassen.« – »Ich spreche richtig mit mir und sage mir, wie sexy ich aussehe und wie gut es sich anfühlt. Ich sage Dinge, die ich auch einem Mann sagen würde, wie: ›Oh, es fühlt sich gut an, wenn du an meinen Titten saugst.‹ Das macht mich richtig heiß, und dann kann ich nicht anders als zu kommen.«

Geheimnis 16: Ändern oder kombinieren Sie verschiedene Arten der Stimulation

Wenn Sie einmal einen Orgasmus haben, versuchen Sie, die Art oder Stelle der Stimulation zu ändern, um einen zweiten zu provozieren. Oder kombinieren Sie verschiedene Arten der Stimulation. Eine unersättliche Frau erklärt: »Meinen ersten Orgasmus bekomme ich durch Stimulation der Klitoris mit dem Finger. Aber mein zweiter kommt meist erst, wenn ich einen Dildo ganz tief in meine Vagina stecke und feste Stoßbewegungen mache.«

Viele Frauen sagen, wenn sie einfach nur die Position ändern und sich mit Fingern oder Vibrator aus einem anderen Winkel massieren, können sie mehrere Orgasmen erreichen. Eine Frau erzählt: »Nachdem ich einmal gekommen bin, gehe ich einfach zu einer anderen erogenen Zone über. Ich halte meine Finger in der Vagina, reibe aber dabei meinen Hintern oder drehe meine Brustwarzen, um noch mehr Höhepunkte zu erreichen.«

Geheimnis 17: Pressen

Bei vielen Frauen scheint eine Preßbewegung einen Orgasmus auszulösen. Sara erzählt: »Wenn ich einen Orgasmus haben will, presse ich einfach nach unten, wie ich es gemacht habe, als ich mein Baby bekam. Der Extradruck läßt mich abheben.« Eine andere Frau, die Mehrfachorgasmen kennt, sagt: »Nach meinem ersten Höhepunkt ist meine Klitoris weniger empfänglich für Berührungen, daher schaffe ich stärkere Empfindungen, indem ich fest gegen meine Finger presse, um einen weiteren Orgasmus zu haben.« Und eine weitere Frau bestätigt: »Wenn ich mich fest gegen meinen Dildo presse, fühlt sich meine ganze innere Haut wie ausgesetzt und besonders empfindlich. Dann komme ich sofort, mehrmals.«

Geheimnis 18: Der Unterschied zwischen Klitoris- und Vaginalorgasmus

Ein Vaginalorgasmus unterscheidet sich stark von einem Klitorisorgasmus, und es kann sein, daß Sie ihn gar nicht als solchen erkennen, weil er nicht mit den intensiven Muskelkontraktionen des Klitorisorgasmus einhergeht, sondern mit tieferen, meeresähnlichen Wellen, die

Sie auf ein orgastisches Plateau und von dort zu weiterem führen können. »Wenn ich einen Vaginalorgasmus habe, bebt und hüpft mein ganzer Unterleib und manchmal mein ganzer Körper«, erzählt Rachel. »Das passiert, wenn ich mit meinem Dildo an meinem Uterus ganz tief innen reibe. Nach einem von diesen Höhepunkten bin ich befriedigt, aber ich sehne mich nach noch mehr Sex, am liebsten mit einem echten, lebendigen Menschen. Deshalb mag mein Mann es gern, wenn ich mich auf diese Weise befriedige.« Eine andere Frau erklärte: »Ich bringe mich gern zuerst zum Orgasmus, indem ich mit Jerry, dem Vibrator, meine Klitoris massiere. Dann lege ich ihn beiseite und streichele mit den Fingern nur eben die Innenseite meiner Vulva, bis sie sich im Inneren zu winden beginnt. Und wenn ich dann meinen G-Punkt berühre, fließt diese wunderbare Flüssigkeit, die sich anfühlt, als käme sie aus meinem tiefsten Inneren.«

Geheimnis 19: Jenseits des Orgasmus

Eine kosmische Verführerin vertritt provozierende Vorstellungen, die über den Orgasmus hinausgehen: »Für mich ist der Orgasmus wie eine elektrische Spannung, als würde ich die Finger in eine Steckdose stecken – ein aufregendes, aber ein bißchen grobes Gefühl. Ich habe festgestellt, wenn ich meinen Kopf aus dem Weg räume, mich völlig sicher fühle und all meine Hemmungen und Ängste fallenlasse, dann kann ich über diese gewaltige Spannung hinaus in ein wunderbares Summen, einen Zustand der Wonne gleiten, der sehr lange anhalten kann. Wenn ich mit meiner inneren Venus in völligem Einklang stehe, weiß sie, was mit meinem Körper zu tun ist, und zeigt mir den Weg. Aber ich muß bereit sein, mich vollkommen zu vereinen – nicht mit einem Partner, mit mir selbst.«

Auch für die taoistischen Lehrer war das Gefühl der Einheit, das man während und nach der orgastischen Ekstase erreicht, immer das am leichtesten zugängliche mystische Erlebnis. Wenn Sie also Lust und Orgasmus nicht nur als körperliche Entspannung, sondern als spirituelles Abenteuer sehen, werden auch Sie feststellen, daß jenseits des Orgasmus ein mystischer Ort liegt, der durch das Sololiebesspiel zu erreichen ist.

* * * * * * * * * Kapitel 9 * * * * * * * * *

Kleopatras Lustspielzeug

»Rückblickend betrachtet sehe ich,
daß es Zeiten gab, in denen ich einer
romantischen Liebe zu
meinem Vibrator nahekam. Ich löste
das Problem der besitzergreifenden Liebe, indem
ich mehrere kaufte und sie an
Freundinnen verlieh.«

BETTY DODSON,
Sex for One. Die Lust am eigenen Körper

Es heißt zwar, daß Kleopatra in vielen Nächten Hunderte ihrer Soldaten zu sich beorderte, die sie abwechselnd befriedigen und sich von ihrer schier endlosen sexuellen Lustfähigkeit befriedigen lassen mußten, doch als sie Marcus Antonius begegnete, beschränkte sie sich ausschließlich auf ihn. Und wenn er in den Krieg zog, um neue Territorien für ihr Königreich zu erobern, stillte sie ihren beträchtlichen sexuellen Appetit mit einem umfangreichen Sortiment einfallsreicher, luxuriöser Spielsachen, die von Dildos aus glattem Holz oder Stein über Lusthalfter aus Goldketten und Kitzler aus Papyrusgras bis hin zu sorgfältig ausgewählten Weintrauben reichten. Diese Spielzeuge stillten zum einen den Lusthunger Kleopatras, zum anderen erhielten sie das Funkeln ihres Libidojuwels, entwickelten ihre reichliche Vorstellungskraft weiter und förderten ihre unwiderstehliche sexuelle Anziehungskraft. Ihre Augen glühten einladend vor Leidenschaft, wenn Antonius von seinen Feldzügen zurückkehrte, und wollüstig führte sie ihn in die neuen, geheimen Verführungskünste ein, die sie während ihrer langen Trennung entwickelt hatte. Sie war eine Frau, die mit ihrer inneren Liebesgöttin in engster Verbindung stand.

Als Königin wußte Kleopatra, daß Gold und Land ihre unabdingbarsten Verbündeten waren. Doch als Frau war ihr bester Freund ein fein geschnitzter Dildo. An einsamen Abenden bietet er eine wesentlich reizvollere und lustvollere Gesellschaft und ist zudem erheblich billiger und leichter zu bekommen als Gold und Gut. Die heute erhältlichen Vibratoren und modernen pulsierenden Massagegeräte sind als zuverlässige Quellen höchster orgastischer Lust unschlagbar – ich selbst habe erst mit einem Vibrator erfahren, was ein Orgasmus ist. Meine Freundin Sally sagt, sie brauchte anderthalb Stunden Stimulation von Hand, bevor sie zum Orgasmus kam, doch mit ihrem zuverlässigen elektrischen Spielgefährten kann sie innerhalb von zehn Minuten und weniger einen Höhepunkt erreichen, wenn sie möchte. Joan, eine sehr zielstrebige, leidenschaftliche Frau um die Sechzig, erzählte, daß sie bis zu zwei Stunden schneller pulsierender Stimulation der Klitoris braucht, um zum Orgasmus zu kommen. Ihr bietet der Vibrator die anhaltende, gleichmäßige Stimulation, die ihr Körper mag und braucht, die aber weder sie noch ihr Mann von Hand leisten konnen. Die bekannte Sextherapeutin Pauline Abrams dagegen erklärt: »Bei mir dauert es mit einem Vibrator länger, bis ich komme, weil ich die Reaktion nicht so gut steuern kann wie mit der eigenen Hand.« Die meisten Frauen stellen jedoch fest, daß sie durch die konzentrierte, gleichbleibende Stimulation eines elektrischen Lustspielzeugs leichter, schneller und öfter zu intensiveren Orgasmen gelangen, als sie sie mit jeder anderen Methode erreichen.

Ein Vibrator läßt die unzähligen Nervenendungen in der Haut Ihrer Genitalien erzittern und beben. Er kann unvergleichlich viel mehr Sensoren ansprechen als die geschickteste Hand oder ein Penis und macht damit ein intensives Maß hoher Erregung, wenn nicht gar einen ekstatischen Orgasmus unausweichlich. Aber machen Sie sich keine Sorgen, daß Sie ihm völlig verfallen könnten. Meist ist es sogar umgekehrt. Viele Frauen stellen fest, daß sie endlich imstande sind, Befriedigung zu erlangen und ihre Lustempfindungen auch auf andere Formen der körperlichen Liebe allein oder mit ihrem Partner anzuwenden, wenn sie durch die Selbstbefriedigung mit einem Vibrator erst einmal ihre erotischen Kapazitäten in vollem Umfang kennengelernt haben.

Vibratoren gibt es in vielen verschiedenen Arten, Formen und Größen. Sie können sich, wie ich das getan habe, ein ganzes Sortiment vibrierenden Spielzeugs anschaffen, das Ihren unterschiedlichen sinnlichen Stimmungen gerecht wird. Oder Sie können wie Joan die Schlichtheit eines einzigen perfekten Luststabes vorziehen, der genau auf Ihre persönlichen Wünsche abgestimmt ist. Die meisten einfachen Vibratoren können Sie im Fachhandel für Gesundheitsbedarf kaufen, weil sie im Grunde Massagegeräte für den ganzen Körper sind. Andere Typen wie vibrierende Dildos bekommen Sie in einem Sexshop oder über den Versandhandel für Erotikartikel, der viele geschmackvolle Kataloge für Sexspielzeug anbietet. Sobald Sie Ihren Vibrator erstanden haben, können Sie seine Lebensdauer und Leistungsfähigkeit verlängern, indem Sie ihn an einem kühlen, trockenen Ort aufbewahren – meiner liegt in einer Stofftasche in meiner Schublade – und nach jedem Gebrauch mit einem Tuch reinigen, das Sie vorher mit warmem Wasser oder Alkohol angefeuchtet haben. Tauchen Sie das Massagegerät nie ganz ins Wasser.

Schwedisches Massagegerät

Diese Massagegeräte für die Kopfhaut bestehen aus einer kleinen vibrierenden Schachtel, die man sich mit Riemen auf den Handrücken schnallt. Sie lassen die ganze Hand sanft vibrieren, sind zwar nicht so intensiv wie Stabvibratoren oder Massagesets mit separatem Steuergerät, haben aber den Vorteil, daß sie Hautkontakt zulassen und Sie die Vibrationen an jede Körperstelle bringen können, die Sie mit der Hand oder den Fingern erreichen. Für ein wunderbar seidiges Vibratorerlebnis schnallen Sie sich das schwedische Massagegerät auf die Hand, und lassen sie sinnlich über Ihren Körper gleiten wie die Zofen Kleopatras während ihres Milchbads.

1. Gleiten Sie mit Ihrer vibrierenden Hand über den ganzen Körper, und tauchen Sie mit diesem bebenden Gefühl in jeden Winkel und jede Mulde. Wenn Sie Ihre Haut auf diese Weise massieren, stimulieren Sie die Durchblutung an diesen Stellen und lassen Ihrem Körper eine wunderbar gesunde Schönheitsbehandlung zukommen. Sie werden spüren, daß unter Ihrer vibrierenden Berührung auch Körperstellen, die bis dahin nicht sonderlich sensibel waren, zu neuen sinnlichen Schauern erwachen – zum Beispiel die Kopfhaut, die untere Rückenpartie, Finger, Zehen. Gleiten Sie leicht über Ihre Haut, verweilen Sie bei einer Stelle, oder massieren Sie sich großflächig. Kitzeln Sie Ihre Lippen, Ohrläppchen und Brustwarzen. Massieren Sie sich Bauch und Innenseiten der Schenkel. Probieren Sie das prickelnde Gefühl an Fußsohlen, Armbeuge und Pobacken aus. Experimentieren Sie mit einer vibrierenden Hand vor dem Spiegel, und sehen Sie, wie wunderbar anders es sich anfühlt.

2. Lassen Sie Ihre Vulva vibrieren. Legen Sie Ihre vibrierende Hand auf Ihren Venushügel; drücken Sie sie langsam nach innen, und spüren Sie die tiefen Wogen durch Ihren ganzen Körper rieseln. Legen Sie leicht die Finger auf Klitoris und Schamlippen. Massieren Sie Ihre Liebesknospe und die feuchte Vaginalöffnung mit Ihrer sanft bebenden Hand. Kneten Sie sie leicht. Führen Sie eine vibrierende Fingerspitze in Ihre Vagina ein. Halten Sie sie zunächst ganz ruhig, und spüren Sie das Prickeln; dann lassen Sie den Finger kreisen und hinein- und hinausgleiten. Tasten Sie sich zu Ihrem G-Punkt vor, und bringen Sie ihn zum Pulsieren. Mit Ihrer vibrierenden Berührung können Sie allen bisher beschriebenen Formen der Stimulation eine neue Dimension verleihen.

3. Wenn Sie vom analen Liebesspiel mit sich selbst (Kapitel 4) nicht auf Anhieb begeistert waren, versuchen Sie es noch einmal mit Ihren vibrierenden Fingern. Vielleicht entdecken Sie wie meine Freundin Sharon, daß die zarten Gewebe an dieser Stelle, die reichlich mit empfindsamen Nervenendungen ausgestattet sind, zu Vibrationen geradezu einladen. Sie meint: »Ich streife mir gern mein schwedisches Massagegerät über und lege die Spitze meines Mittelfingers an meine hintere Öffnung. Die Vibrationen fühlen sich so gut an, irgendwie ursprünglich. Gleichzeitig reibe ich mit der anderen Hand Klitoris und Schamlippen. Es ist, als würde ich in einer unglaublich sexuellen Wiege geschaukelt.«

Massagevibratoren

Diese Vibratoren, die die meisten modernen Liebesgöttinnen benutzen, eignen sich hervorragend für eine intensive Stimulation der Genitalien, besonders der Klitoris, und können Sie schnell zu den Wonnen des ersten Orgasmus, nektarproduzierender und sogar multipler Orgasmen führen. Zu diesem Zweck werden sie von Venus, Aphrodite, den Wolkenfeen, den sinnlichen Nachfahren Kleopatras und 99,7 Prozent aller inneren Liebesgöttinnen als besonders schöner Weg empfohlen, eine tiefe Verbindung mit ihnen herzustellen. Und je mehr Sie die innere Venus in sich zum Ausdruck bringen, um so tiefer und spannender gestaltet sich die Vereinigung mit Ihrem Liebhaber. Suchen Sie sich also den Vibrator aus, der Ihnen am besten entspricht, und machen Sie sich auf den Weg zu den Sternen.

Ein Stabvibrator besteht aus einem tennisballgroßen vibrierenden Kopf, der am Ende eines etwa 30 Zentimeter langen phallischen Griffes sitzt. Als einer der ältesten und beliebtesten Typen erzeugt dieser magische Stab starke, durchdringende Vibrationen, die von dem abgerundeten Gummikopf ausgehen, und ist einfach in der Handhabung. Sie können ihn ohne weiteres zwischen sich und Ihren Partner legen, damit Sie beide in den Genuß der starken Vibrationen kommen und die Hände frei haben.

Schnurvibratoren haben ein separates Steuergerät und seitlich einen Steckkontakt, an den Sie ein lustvolles Sortiment von Massagezubehör aus Vinyl anschließen können – runde, genoppte oder trichterförmige Aufsätze. Sie erzeugen konzentriertere, sehr schnelle Vibrationen, sind relativ leicht und leise und haben gegenüber dem vibrierenden Rundkopf den Vorteil, daß sie sehr variabel sind. Sowohl der Stab- als auch der Schnurvibrator sind meist stufenlos von ›zart‹ bis ›hart‹ regelbar. Gehen Sie also vorsichtig mit diesem Spielzeug um, aber probieren Sie es auf jeden Fall.

1. Da diese beiden Arten von Vibratoren eigentlich zur Körpermassage entwickelt wurden, können und sollten Sie sie nutzen, um die Haut am ganzen Körper lustvoll prickeln zu lassen. Nehmen Sie den längeren Stabvibrator, um Stellen zu massieren, die Sie normalerweise mit den Händen nicht erreichen können. Massieren Sie sich zum Beispiel mitten auf dem Rücken, während Sie mit der freien Hand Ihre Brustwarzen reiben, oder kitzeln Sie sich mit dem Stabvibrator unter den Füßen, während Sie mit der freien Hand Ihre Klitoris stimulieren. Spielen Sie mit dem Zubehör des Schnurvibrators an verschiedenen Stellen Ihres Körpers – setzen Sie sich den trichterförmigen Aufsatz auf einen Zeh, kraulen Sie sich mit dem Noppenaufsatz den Rücken oder lassen Sie den abgerundeten Aufsatz in Ihren Bauchnabel gleiten. Oder verschaffen Sie sich einfach eine vibrierende Ganzkörpermassage, bevor Sie zu gezielteren sexuellen Aktivitäten übergehen.

2. Obwohl die möglichen Kombinationen von Körperteilen und Vibratorzubehör von einer fast schon quälenden Vielfalt sind, sollen hier nun einige Vorschläge für jedes prickelnde Zubehörteil folgen, die sicher auch Kleopatra liebend gern in ihrer Sammlung gehabt hätte. Die Rundung des Trichters eignet sich hervorragend, Ihre Klitoris euphorisch pulsieren zu lassen; er paßt über und um Ihr kleines Juwel, ohne es direkt zu berühren. Mit dem Noppenaufsatz können Sie die Zähne von Marcus Antonius nachahmen, die sich an Ihren milchig-nassen Brustwarzen weiden. Der kleine abgerundete Kopf läßt sich wunderbar an empfindsam Stellen einführen und wirkt wie ein glatter Kieselstein aus dem Nil, der in Ihrer feuchten Höhle ein Erdbeben auslöst. Der ringförmige Aufsatz erfüllt die fleischigen Hügel Ihrer Honigbrüste oder Ihren jasminduftenden

Venushügel durch und durch mit wonnigem Prickeln, und wenn Sie ihn aufdrücken, dringt Ihnen sein zärtliches Pulsieren bis in die Knochen.

3. Brustwarzen und Vibratoren passen hervorragend zusammen. Der runde Ball des Stabvibrators kann ein herrlich prickelndes Gefühl vermitteln, wenn Sie ihn über einen der rosigen Höfe gleiten lassen oder fest hineinpressen. Wenn Sie den trichterförmigen Aufsatz auf eine Brustwarze setzen, erinnert Sie das Gefühl vielleicht an einen kleinen saugenden Mund. Eine durchdringendere, intensivere Empfindung vermitteln der Noppenaufsatz oder der Punktvibrator, wenn Sie damit leicht Ihre Brustwarzen massieren; das kann kleine Pfeile der Erregung in Ihre unteren Regionen senden und Sie für das weitere Liebesspiel erwärmen.

4. Wenn Sie bereit sind, mit dem Vibrator zu Ihren Genitalien überzugehen, empfiehlt es sich vielleicht, die Intensität der Vibration zunächst zu verringern. Allzu starker Druck oder Bewegung kann Ihre aufkeimende Leidenschaft abtöten. Dämpfen Sie die Vibration mit einem zusammengefalteten Handtuch, einem Kissen oder einem Stück Stoff, zum Beispiel einem sexy Tanga oder Teddy, den Sie zwischen die zarte Haut Ihrer Vagina oder Klitoris und den Vibrator legen. Oder hüllen Sie den ganzen Vibrator in eine dicke Baumwollsocke, um die Vibrationen zu verteilen, während das Gefühl des Stoffes an Ihrer Haut einen zusätzlichen Reiz ergibt.

5. Massieren Sie Ihre inneren und äußeren Schamlippen mit dem Vibrator. Langsame, langgezogene Streichbewegungen bewirken die heißesten Empfindungen. Dann halten Sie inne, legen den Massagekopf an die Harnröhren- oder Vaginalöffnung und lassen sein gleichmäßiges, anhaltendes Pulsieren in ein glühendes

Pochen übergehen, das sich in Ihrem ganzen Körper ausbreitet.

6. Sie wissen, wie ungemein erregend es ist, wenn Ihr Liebhaber seinen Penis ganz von Ihrer Vulva zurückzieht, innehält und seinen Liebesansturm von neuem beginnt. Machen Sie es mit Ihrem Vibrator ebenso, indem Sie ihn immer wieder von Ihrem Körper wegnehmen und heranführen.

7. Versuchen Sie, Ihr Steinei (von den Übungen des PC-Muskels in Kapitel 4) oder Liebeskugeln in Ihre Vagina einzuführen und dann den Vibrator an Ihre Vaginalöffnung zu halten, der das Ei oder die Kugeln in köstliche Schwingungen versetzt.

8. Eine attraktive Lektorin aus meinem Bekanntenkreis erzählte, sie lege gern einen Finger auf ihre Klitoris und versetze sie mit dem Rand des trichterförmigen Vibratoraufsatzes in Schwingungen. Dieses Arrangement läßt sich natürlich auch weiter unten an den inneren Schamlippen anwenden, um eine pulsierende Massage der Vulva zu erreichen.

9. Die meisten Frauen benutzen ihren Vibrator, um ihre Klitoris in eine Verzückung zu versetzen, die sie ansonsten nicht erreichen würden, obwohl das ein etwas heikles Unterfangen ist. Hierzu gibt es ebenso viele verschiedene Techniken wie Frauen, die sie erfinden und genießen. Manche führen den Stabvibrator in langsamen, gemächlichen Kreisen über und rund um die Klitoris. Andere reiben ihn auf und ab oder hin und her. Abwechselnd zu diesen Bewegungen halten sie ihn einfach ab und an leicht an eine Stelle oder führen ihn in rhythmischen Stößen wie einen sanften Liebesstab. Eine glücklich verheiratete Schwimmlehrerin sagt, sie legt den Vibrator fest auf ihre Klitoris und steigert ganz langsam das Verlangen, indem sie ihn immer fester andrückt, bis er ihre Klitoris in ihren Venushügel drängt und die ganze Schamgegend heftig pocht. Dann schaltet sie den Vibrator auf die höchste Stufe.

10. Während Sie mit dem Vibrator Ihre Klitoris auf die Weise stimulieren, die Ihnen entspricht, fahren Sie mit feuchten Fingern durch die weiche Furche zwischen Ihren Schamlippen, umkreisen Ihre Vaginalöffnung und gleiten hinein. Lassen Sie Ihre Finger kreisen, reiben oder stoßen, wie es Ihnen gefällt.

11. Eine Lieblingsmethode meiner Freundin Beverly, die Philosophieprofessorin und ein Bücherwurm ist, besteht darin, zunächst ihre Klitoris mit dem Vibrator zu stimulieren und dabei mit der Hand ihre Brustwarzen zu massieren; dann macht sie es umgekehrt und läßt die Spitzen ihrer Brustwarzen mit dem Vibrator erbeben, während sie von Hand ihre Liebesknospe massiert. Für Beverly besteht, wie für viele andere Frauen auch, eine starke direkte Verbindung zwischen diesen beiden erotischen Zonen, die durch die gleichzeitige Stimulation in pulsierenden und ziehenden Bewegungen noch an Spannung gewinnt. Wie sie erzählt, macht es sie unwahrscheinlich an, sich dabei im Spiegel zu beobachten – was übrigens sicher auch für jeden Liebhaber gilt.

12. Den vibrierenden Haut-zu-Haut-Kontakt eines schwedischen Massagegeräts können Sie imitieren, indem Sie Ihren Stab- oder Schnurvibrator auf Ihren Handrücken legen, während Sie sich mit Fingern oder Handfläche streicheln, kneten oder tätscheln. Mit ein bißchen Fantasie können diese Zärtlichkeiten sich anfühlen wie die zarten Aufmerksamkeiten, die ein Mann

Ihnen mit dem Mund, der Hand oder seiner ›heiligen Schlange‹ zukommen läßt.

13. Führen Sie einen Finger ein, legen Sie ihn an Ihren G-Punkt, und versetzen Sie ihn in Schwingungen, indem Sie Ihren Stabvibrator außen auf den Knöchel oder die Hand legen.

14. Meine überaus sinnliche Nachbarin schlägt vor, den Vibrator mit der Spitze nach oben auf ein Kissen zu legen, sich darüber zu knien oder zu hocken und die Genitalien so leicht oder fest, schnell oder langsam, wie Sie möchten, an den pulsierenden Vibratorkopf zu führen. Bewegen Sie die Hüften stoßweise in Elvis-Manier über den vibrierenden Schaft.

15. Lassen Sie Ihre Fantasie spielen, und machen Sie sich einen Gurt, der den Vibrator an Ihre Schamlippen oder Klitoris hält, damit Sie die Hände für erotische Erkundungen frei haben. Binden Sie sich einen langen Schal unter Becken und Vibrator und über die Schulter. Noch besser geht es mit zwei Schals, die Sie sich über Kreuz um die Hüften schlingen. Oder ziehen Sie ein Bikiniunterteil an und stecken Sie den Vibratorkopf zwischen Stoff und Haut.

16. Wie ich festgestellt habe, erweckt es auf magische Weise die wollüstigen Gefühle und Vorstellungen vom Penis eines Liebhabers, der sich an Ihrer feuchten Vulva reibt, wenn Sie den Vibrator ganz leicht an Ihre Liebesknospe halten und mit dem Mittelfinger der anderen Hand Ihre Vaginalöffnung außen und innen streicheln und reiben.

17. Meine Freundin Marion gestand mir einmal bei Kaffee und Krapfen: »Ich leihe mir gern heiße Sexvideos aus und sehe sie mir mit dem Vibrator auf dem Schoß an. Dann mache ich alles nach, was sie im Film tun, nur daß ich statt Hand, Zunge oder Penis meinen Vibrator nehme. Ich reibe ihn mir über Gesicht, Brüste, Genitalien und Hinterteil. Es macht mich an, mir anzusehen, was sie machen, ganz gleich, was es ist, und dabei meine eigenen Vibrationen zu spüren.« Eine wunderbare Möglichkeit, die Lust zu verdoppeln!

18. Mit dem Stabvibrator oder einem glatten Vibratoraufsatz können Sie auch Ihre Analöffnung sanft massieren. Versuchen Sie nicht, ihn einzuführen! Mit der freien Hand reiben Sie Ihre angeschwollenen Schamlippen und/oder Ihre Klitoris. Schließen Sie die Augen, und lassen Sie sich auf einer traumhaften, wiegenden Wolke davontreiben, oder stellen Sie sich die Zunge Ihres Liebhabers an dieser Stelle vor.

19. Auch wenn Ihr Vibrator eine herrlich kraftvolle Liebesmaschine ist, sollten Sie ihm nicht die ganze Arbeit allein überlassen. Wölben Sie sich ihm entgegen, lassen Sie Ihre Hüften kreisen, schmiegen Sie Ihre Pobacken an ihn, und winden Sie sich über und um seinen pulsierenden Kopf. Heben Sie aus der Bauchlage mit angezogenen Knien das Becken vom Bett ab, spannen Sie Bauch- und PC-Muskeln an, und reiben Sie sich an Ihrem Vibrator. Tanzen Sie auf den Knien oder im Stehen mit gestreckten Beinen Lambada oder Limbo mit Ihrem mechanischen Partner. Beugen Sie sich vor, schieben Sie den Vibrator zwischen Ihre Beine, und massieren Sie sanft Schenkel und Scham; halten Sie ihn mit den Schenkeln, und kneten Sie ihn wie einen Phallus, den Sie kennen und lieben.

20. Stellen Sie eine persönliche Beziehung zu Ihrem Lustspielzeug her. Viele Frauen haben mir erzählt, daß

Sie für ihren Vibrator Kosenamen haben – Sam, Vic, Thor (der Donnergott), Valentino, Reginald, Rutabaga III und so weiter. Die Frau, die ihren Vibrator Valentino nennt, hört bei ihren Rendezvous mit ihrem elektrisch betriebenen Liebhaber oft Flamencomusik und trägt einen schwarzen Gauchohut mit Kinnband.

21. Viele Sexshops und Versandhäuser für Erotikbedarf bieten eine Vielzahl von Vibratorzubehör an, das speziell erotischen Zwecken dient, unter anderem Klitoris-Reizer (die die Vibrationen auf eine Stelle konzentrieren) und G-Punkt-Reizer (gebogen, um sie gegen die Schamlippen zu drücken oder in die Vagina einzuführen). Es gibt sogar einen Teil in Form einer Astgabel, mit dem Sie gleichzeitig Ihre Klitoris und die inneren Scheidenwände stimulieren oder im Anus wonnige Vibrationen erzeugen können. Der halbe Spaß besteht oft schon darin, dieses Zubehör zu kaufen und sich die schwindelerregende Vielfalt seiner möglichen Verwendung auszumalen. Also seien Sie nicht zu schüchtern, in diesen harmlos-lustvollen Vergnügungen zu schwelgen – oder diese frechen kleinen Spielsachen wirklich auszuprobieren!

22. Gut, nehmen wir an, Ihr Vibrator hat Sie zu einem hinreißenden Orgasmus gebracht, Ihre Liebesknospe ist jetzt überempfindlich gegen weitere Berührung mit dem Vibrator und Sie glauben, der Spaß sei vorüber. Genau weiß das nur Ihre innere Venus, aber Sie könnten sicher noch mehrere Orgasmen genießen und Stellen in Ihrer tiefen, leidenschaftlichen Sexualität erreichen, von denen Sie nicht einmal gewußt haben, daß sie existieren. Wenn Sie sich entspannen, ein paarmal tief in den Bauch durchatmen und Ihre Hand zwischen sich und den Vibrator legen, während Sie sich sanft mit kreisenden Bewegungen an ihm reiben, können Sie das wunderbare

Orgasmusplateau beibehalten und Ihre Klitoris zu weiteren gesteigerten Reaktionen verjüngen. Erst dann wird Ihre innere Venus wirklich lebendig.

Dildos

Dildos – abgeleitet von dem italienischen Wort *diletto* (Vergnügen) – sind phallusförmige Gegenstände, mit der frau sich sinnliche Lust bereitet. Es gibt sie auch als batteriebetriebene Vibratoren in Phallusform. Da beide im Grunde in der gleichen Weise zu benutzen sind, behandele ich sie in diesem Kapitel gemeinsam, denn das Entscheidende ist schließlich ihre Ähnlichkeit mit einem Penis.

So war es sicher auch für Kleopatra, denn sie ließ sich ihre Dildos aus Holz und Stein eigens anfertigen. Genaues wissen wir nicht darüber, aber da in ägyptischen Grabstätten aus dieser Zeit Dildos aus Ton gefunden wurden, können wir uns ausmalen, weiche kunstvollen Luststäbe die Königin des Nils sich für ihre ewige Ruhestätte wohl hat anfertigen lassen. Wir wissen jedoch, daß Kleopatra ihre phallischen Schätze als praktische Zaubermittel schätzte, mühelos Zugang zu ihrer reifen, lebendigen Sinnlichkeit zu finden. Die ägyptische Verführerin wußte intuitiv, daß der Körper ein sinnliches Gedächtnis besitzt und die Berührung der Vulva mit einem Phallus in den Nerven Botschaften entfachen kann, die Lust und Liebe wecken.

Durch alle Zeiten haben Völker aller Kulturen ungeniert geschnitzte Phallusobjekte als lustvolle Schlüssel benutzt, tiefe sexuelle Gefühle auszulösen. Den Menschen der Antike waren Dildos sogar heilig. Ursprünglich verehrten sie sie als Fruchtbarkeitsgötter und glaubten, daß sie die magische Potenz des Lebens bargen. In

Indien deflorierte man Jungfrauen vor der Heirat in einem sakralen Übergangsritus mit heiligen Lingams aus Stein, Metall oder Elfenbein. Und im antiken Rom bot die Statue des phallischen Gottes Mutunus Tutunus verlobten jungen Mädchen sein erstaunliches Gerät dar, um sich breitbeinig daraufzusetzen.

In Japan und China besaßen Ehefrauen früher oft Nachbildungen vom Penis ihres Ehemanns aus Perlmutt, Horn oder Holz, die kunstvoll mit seinem Namen beschriftet waren. Sie verwahrten dieses Abbild seiner tatsächlichen Gestalt in einer eigens angefertigten Holzschachtel auf und konnten es liebevoll zur Selbstbefriedigung benutzen, wenn ihr Partner längere Zeit nicht da war.

In den Harems Arabiens und bei den sakralen Ritualen Griechenlands entwickelten Dildos neue, interessantere Formen, und um 500 v. Chr. kam ein neues Element hinzu, als man anfing, sie aus Siegellack herzustellen, der die Körperwärme annahm. Um 1100 erfanden die schlauen Franzosen lange rote Gummiinstrumente, die *consolateurs* (Tröster) genannt wurden und Milch oder andere Flüssigkeiten enthielten, um durch Pumpbewegungen eine Ejakulation zu simulieren.

Heute gibt es vibrierende und nichtvibrierende Dildos in einer erstaunlichen Vielfalt von Formen, Größen und Farben, die dem Geschmack und den sinnlichen Vorlieben jeder Frau gerecht werden. Vibrierende Dildos sind aus Plastik, Vinyl oder Gummi, relativ preiswert und handlich und produzieren sanftere Vibrationen als die Stab- oder Schnurvibratoren. Manche bestehen aus schlichten, harten Zylindern, während andere in Beschaffenheit und Aussehen dem weicheren und sinnlicheren Penis nahekommen. Sie haben die Wahl. Ein Freundin von mir, die oft köstlichen Unsinn im Kopf hat, verschenkt sehr gern die schlichte Zylinderform – die nicht sonderlich lebensecht, aber wirkungsvoll ist –

als ersten Vibrator. Mit einem Katzenlächeln erzählte sie mir: »Sie wirken nicht bedrohlich, sind erschwinglich und werden immer dankbar aufgenommen.«

Normale Dildos sind ebenfalls einführbar, handlich und erschwinglich – sie vibrieren nur nicht. Sie vermitteln Ihnen lediglich ein wonniges Gefühl von Fülle in der Vagina (oder im Rektum); die Bewegung bleibt ihnen überlassen. Auch sie sind aus Gummi oder Plastik, es gibt jedoch auch sehr lebensechte Nachbildungen aus Silikon und sogar einige mit kleinen Anhängseln, die aussehen und sich anfühlen wie Hoden.

Da einfache und vibrierende Dildos in allen Formen, Größen und Farben angeboten werden, kann die Auswahl beim Kauf verwirrend sein. Ich habe Dildos gesehen, die nur gut 10 Zentimeter lang waren und einen Durchmesser von 2,5 Zentimetern hatten und andere, die eine Länge von 26 Zentimetern und fast 6 Zentimeter Durchmesser hatten. Die Farben reichen von Fleischfarben über Schwarz bis hin zu Türkis und die Formen von schlichten Zylindern über Enten, Wale und Delphine bis zu lebensechten Nachbildungen des Gemächts berühmter Popstars. Wenn Sie auf Ihren Geschmack vertrauen, dürften Sie kaum Schwierigkeiten haben, die Form und Farbe zu finden, die Ihnen entspricht, bei der Größe gibt es schon eher die Möglichkeit, sich zu irren. Manche Frauen suchen sich einen zu kleinen Dildo aus, weil sie die Weite einer erregten Vagina unterschätzen, während andere feststellen, daß ihre Augen größer waren als ihr sexueller Appetit. Ich würde empfehlen, zunächst mit Gemüse – Zucchini, Gurken, Möhren – zu experimentieren, um festzustellen, welche Größe für Sie geeignet ist. Anschließend lassen Sie sich von Ihrer inneren Venus leiten.

1. Als erstes ist es wichtig, daß Sie Ihren Dildo anfeuchten, denn Gummi und Kunststoff sind keineswegs von sich aus gleitfähig, sondern können etwas klebrig sein und sogar kneifen oder ihre empfindlichen Schleimhäute reizen. Doch auch das Einölen kann an sich schon ein anregender Vorgang sein. Vielleicht möchten Sie Ihren Dildo wie Kleopatra mit dem Mund anfeuchten, indem Sie lustvoll an ihm saugen, wie Sie es mit dem Penis Ihres Mannes tun würden. Als ich einen Fellatio-Kurs absolvierte, bemerkte ich entzückt, daß es die Dozentin tatsächlich erregte, als sie uns an einem Gummidildo die Oraltechnik demonstrierte. Diese Praxis ist keineswegs absonderlich oder pervers, sondern durch und durch sinnlich. Ich habe oft leidenschaftlichen Oralsex mit meinem Dildo, während ich mir gleichzeitig auf andere Weise Lust bereite. Probieren Sie es. Die andere Möglichkeit ist, Ihren Dildo auf die gleiche sinnliche Weise mit Öl oder Gleitcremes einzureiben, wie Sie es bei Ihrem Liebhaber tun würden. Auch hier gilt, daß dieser Vorgang mit ein bißchen Fantasie für Sie sehr erregend sein kann.

2. Die Frage, was Frauen gern mit Dildos machen, ist wie die Frage, was Frauen mögen. Im Grunde alles. Ihr Repertoire ist lediglich durch Ihre Fantasie begrenzt. Mit dem vibrierenden Dildo können Sie alles ausprobieren, was Sie auch mit einem normalen Vibrator gern tun. Und mit dem nichtvibrierenden Dildo können Sie einiges machen, was Sie sonst mit Händen und Fingern tun. Beide Sorten eignen sich dazu, all das mit Ihnen zu machen, was der Liebesstab ihres Mannes tut, und all das, wovon Sie wünschten, daß er es könnte. Ein Dildo ist ein Traumpenis, mit dem Sie machen und von dem Sie sich behandeln lassen können, wie es Ihnen gefällt. Schauen Sie ihn sich an. Betasten Sie ihn. Lecken Sie ihn. Bumsen Sie ihn. Stundenlang. Experimentieren Sie mit neuen wilden Liebesspielen, mit denen Sie später Ihren glücklichen Partner überraschen können.

3. Meine Freundin Charlene, eine sommersprossige Mutter mit rosigem Gesicht, erzählte mir: »Zuerst reibe ich den eingeölten Kopf meines Dildos an meinen Schamlippen auf und ab. Dann drücke ich ihn ein bißchen fester an, bis er sich zwischen sie schiebt. Mit ständigen Auf- und Abbewegungen massiere ich meine Klitoris mit dem Dildo und lasse ihn dann nur ganz leicht in meine Öffnung gleiten – gerade tief genug, daß die Lippe des Dildokopfes an den Rand meiner Vagina kommt. Wenn ich ihn einige Male hinein- und hinausgeschoben habe, fange ich wieder von vorn an und halte mich, so lange ich kann, zurück, ihn ganz tief hineinzustoßen – denn sobald ich das mache, habe ich einen ganz fantastischen Orgasmus.«

4. Schaffen Sie Ihrem Dildo bereitwillige Aufnahme, indem Sie mit dem Finger Ihre Klitoris so lange stimulieren, bis Ihre Säfte fließen. Massieren Sie Ihre empfindsame Liebesknospe weiter, tauchen Sie den Dildo in Ihre sinnliche Nässe und lassen Sie ihn langsam in sich hin eingleiten. Bewegen Sie ihn stoßweise im gleichen Rhythmus, wie Sie Ihre Klitoris streicheln, hin und her, und regen Sie die köstlichen Nervenenden in Ihrem In neren an. Beschleunigen Sie beide Bewegungen allmählich, bis Sie ganz schnell reiben und stoßen, und sehen Sie, in welche Höhen Sie sich treiben können.

5. Bei diesen Stoßbewegungen möchten Sie vielleicht auch ihren PC-Muskel rhythmisch einbeziehen und ihn fest um den eintauchenden Dildo schließen, um seine Oberflächenstruktur an Ihren empfindsamen Scheidenwänden zu spüren. Denken Sie daran, daß die Kontrak tion Ihrer inneren Muskeln auch die Klitoris strafft und Sie mit diesen Bewegungen eine Doppelwirkung erzielen. Außerdem sind sie eine hervorragende Übung, das heiße Glied Ihres Partners zu melken.

6. Probieren Sie, den Dildo so tief wie möglich einzuführen und ganz ruhig zu halten. Wenn es ein Vibrator ist, schalten Sie ihn ein, nachdem Sie ihn eingeführt haben, und lassen Sie die Vibrationen durch Ihre Vaginalhöhle ausstrahlen. Bei einem nicht vibrierenden Dildo konzentrieren Sie sich einfach auf das sinnliche Gefühl der Fülle. Streicheln Sie mit der anderen Hand erotisch Ihren Körper, während Sie in Ihren Tagträumen den liebesschwellenden Penis des attraktivsten Mannes der Welt in sich spüren.

7. Eine meiner Bekannten führt ihren Dildo gern so schräg ein, daß er ihre Vaginalöffnung weitet und dehnt, aber nur sehr wenig eindringt. Sie sagt: »So trifft er all die besonderen Stellen innen und außen, die mich wild machen, das geht mir durch und durch, und ich will immer mehr.«

8. Viele Frauen wechseln gern tiefe, kräftige Stöße, die bis in die innersten Winkel ihrer Liebesgrotte vordringen, mit fast spielerisch tastenden Vorstößen ab, die nur den engeren Eingangsbereich erregen. Sie können den Dildo auch ab und an ganz hinausgleiten lassen und das lustvolle Ziehen an Schamlippen und Scheidenrand genießen, wenn Sie ihn wieder einführen. Zeigen Sie Ihrem Liebhaber, wie er das mit seinem Phallus aus Fleisch und Blut machen kann.

9. Experimentieren Sie mit verschiedenen Beinpositionen, um unterschiedliche Effekte zu erzielen: mit geschlossenen oder weit gespreizten Knien; sitzend, liegend oder kniend; vor einem bodentiefen Spiegel; in Seitenlage mit angezogenen Beinen; auf allen vieren; in einem Sessel mit den Beinen über den Armlehnen; auf dem Bauch, während Sie sich vorstellen, von einem mongolischen Krieger genommen zu werden. Meine

Maniküre sagt, sie legt sich gern halb liegend, halb kniend auf den Bauch und führt den Dildo von hinten ein. So hat sie genügend Platz, um mit der anderen Hand Klitoris oder Schamlippen zu massieren. Zudem kommt der Dildo in Kontakt mit der vorderen Scheidenwand, wo sie sicher einen oder zwei G-Punkte hat.

10. Wenn Sie es schaffen, ist es eine empfehlenswerte Position, sich auf den Rücken zu legen, die Knie weit zu spreizen, die Füße aneinanderzulegen und dicht an den Po heranzuziehen. Führen Sie den Dildo ein, und bewegen Sie ihn mit den Füßen. Die Dehnung der Beine und der Druck der Füße stimulieren sämtliche Muskeln rund um Vagina und Schamlippen. Bei dieser fast schon akrobatischen Übung haben Sie beide Hände frei, um Brustwarzen und Klitoris oder andere erotische Zonen zu erkunden. Wenn es eine Sexolympiade gäbe, wäre das sicher ein heiß umkämpfter Wettbewerb.

11. Falls Sie einen Dildo mit Saugnapfhalterung haben, versuchen Sie, ihn auf dem Boden zu befestigen; hocken Sie sich breitbeinig darüber, und lassen Sie Ihren Gefühlen freien Lauf. So können Sie den Dildo tief in sich einführen und gleichzeitig mit Ihren Brüsten spielen. Tun Sie Ihrem Mann einen großen Gefallen, und lassen Sie ihn beim nächstenmal zuschauen.

12. Mary Ann, deren Mann oft beruflich unterwegs ist, hat sich mit ihrem vibrierenden Dildo gut angefreundet. Sie sagt, es macht sie sogar noch heißer auf Bill, wenn sie mit den Fingern einer Hand ihre Schamlippen weit auseinanderzieht und mit der anderen den Dildo rhythmisch hineinstößt. »Das fühlt sich nicht nur herrlich an und erinnert mich an meinen Liebhaber, es sieht auch im Spiegel unglaublich aus.«

13. Wenn Sie sich mit dem Dildo reiben, stoßen und locken und immer mehr außer Kontrolle geraten, finden Sie es vielleicht erregend, bewußt das Tempo zu verlangsamen, indem Sie den Dildo so tief wie möglich einführen und ganz ruhig halten. Massieren Sie Ihre Klitoris mit langgezogenen, sanften Bewegungen, bis Sie wieder normal atmen. Dann beschleunigen Sie das Tempo wieder und bringen sich drei- bis viermal fast zum Höhepunkt, bevor Sie sich von den überwältigenden Wogen mitreißen lassen.

14. Die Sextherapeutin Pauline Abrams sagt: »Ich habe meine besten Orgasmen, wenn ich einen Dildo einführe, bis er meinen Gebärmutterhals berührt, und dann zusätzlich den Vibrator benutze. Das macht meine Orgasmen wesentlich stärker.« Sie können mit dem Vibrator Ihre Klitoris stimulieren, dabei langsam und sinnlich den Dildo einführen und sich gleichzeitig kreisend auf beiden winden. Oder Sie halten den Vibrator zwischendurch an den Schaft des Dildos, um sein feuriges Pulsieren in Ihr Inneres zu schicken. Eine andere Möglichkeit ist, den Dildo mit geschlossenen Beinen in sich zu halten, um eine Hand für den Vibrator und die andere für Ihre Brustwarzen oder andere Wonnen frei zu haben.

15. Führen Sie Ihren Dildo halb ein und lassen Sie ihn um Ihren Gebärmutterhals kreisen, als würden Sie einen köstlichen Teig für Liebeskekse rühren. Besonders erregend ist das mit einem vibrierenden Dildo, der auf die schnellste Stufe geschaltet ist.

16. Ziehen Sie über den Dildo ein genipptes oder genopptes Kondom, das eine subtil stimulierende Variation der Empfindungen bewirkt. Das ist eine wunderbare Möglichkeit, in der Fantasie sicheren Sex mit

Ihrem ungeheuer gut ausgestatteten Lieblingspornostar zu haben.

17. Benutzen Sie verschiedene Accessoires. Ziehen Sie Hut, Schal, Handschuhe, eine offene Bluse an, die Ihre Brüste freigibt, Strapse und Strümpfe unter einem enganliegenden Kleid, stecken Sie sich Ohrringe ins Schamhaar oder versuchen Sie es mit Klebetattoos – experimentieren Sie mit allem, was Sie sich nicht trauen, für Ihren Liebhaber zu tragen. Vielleicht bringt der Anblick, sich in koketter Aufmachung im Spiegel zuzuschauen, während ein wunderbar dicker Phallus rhythmisch in Sie hineingleitet, Sie auf die wollüstigen Ideen, die Sie immer schon gern gehabt hätten.

18. Herrlich erregend ist es, wenn Sie einen vibrierenden Dildo fünf oder zehn Minuten lang über Ihren Damm streichen, bevor Sie ihn tief in die Höhle ihrer Vagina stoßen.

19. In manchen Sexshops und Katalogen für Erotika gibt es hohle Dildos mit einem Röhrchen aus Gummi oder Latex, das an einem Ende zu öffnen ist. Füllen Sie das Röhrchen mit warmem Wasser oder Sahne, oder übernehmen Sie eine Idee der Italiener, und nehmen Sie Eiweiß oder sogar Fischeier. Dann stoßen Sie den Dildo rhythmisch in sich hinein, wie Sie es am liebsten mögen, und spritzen im Moment ihres Höhepunktes den ›Lebenssaft‹ Ihres Fantasieliebhabers heraus.

20. Auch wenn der folgende Vorschlag nicht nach dem Geschmack einer jeden Frau sein mag, muß ich diese exotische Stimulationsidee einer recht abenteuerlustigen Freundin hier weitergeben. Sie erzählt: »Ich mag das Vibrieren in meinem Hintern; es geht mir durch und durch bis in meine Vagina und meinen Unterleib. Deshalb schiebe ich meinen vibrierenden Dildo oft behutsam in meinen After und lege die Finger um die gedehnte Öffnung. Meist liege ich nur da und lasse die Spannung anwachsen, aber manchmal spiele ich mit meiner Klitoris oder dem Inneren meiner Vagina. Wenn ich meine Finger hineingleiten lasse, kann ich die Vibrationen durch die Scheidenwand spüren, besonders sobald ich den vibrierenden Dildo in diese Richtung lenke. Es ist ein ganz tiefes, erdiges Gefühl, das mich schaudern und beben läßt wie einen Vulkan.«

21. Und noch ein Vorschlag von einer anderen Abenteurerin der Lust: »Ich finde zwei Dildos besser als einen, und ich denke mir gern kreative Möglichkeiten aus, meinen kleinen penisähnlichen Vibrator gleichzeitig mit meinem großen, lebensechten Dildo zu benutzen. Zuerst mache ich den kleinen gleitfähig, indem ich ihn in meinen feuchten Schlitz einführe. Dann schiebe ich ihn in mein hinteres Loch und schalte ihn ein, als nächstes führe ich meinen supergroßen Dildo ganz langsam in meine Vagina ein, stoße ihn rein und raus und drehe ihn im Kreis. Dabei stelle ich mir vor, daß ein bulliger, verschmitzter Bauarbeiter es richtig grob mit mir treibt. Das sprengt meine sämtlichen Hemmungen weg, und ich werfe mich gegen ihn wie eine Wilde. Und dabei habe ich immer noch eine Hand frei, um meinen Kitzler zu streicheln. Ich habe noch nicht probiert, für meine Klitoris einen weiteren Vibrator zu nehmen, aber das steht als nächstes auf meiner Liste!«

Kleopatras Sammelsurium

Die Königin vom Nil besaß sowohl den Einfallsreichtum als auch Macht und Mittel, sich jedes erdenkliche sinnliche Spielzeug herstellen zu lassen, und so verfügte sie über eine ganze Sammlung von Lustutensilien. Am liebsten soll sie jedoch ihre Dildos und schlichte Kleinigkeiten wie Ibisfedern, Löwenfell und natürlich Milchbäder gemocht haben. Diese Wonnen genoß sie beim Liebesspiel allein oder mit einem Partner. Vibratoren und Dildos stehen zwar ganz oben auf der Spielzeugliste jeder modernen Venus, doch daneben gibt es noch eine Fülle anderer Dinge, die Sie nutzen können, um ihrem sinnlich-seidigen Körper – und dem Ihres Liebhabers – lustvolle Wonnen zu entlocken. Auch wenn manche der folgenden Vorschläge Ihre Wohlfühlgrenzen beim Sololiebesspiel sprengen sollten, empfiehlt es sich, daß Sie ihre lüsterne Kleopatrakrone aufsetzen und sie trotzdem einmal ausprobieren. Vielleicht stellen Sie überrascht fest, daß Ihre Lustfähigkeit exotische Ausmaße angenommen hat.

1. In altindischen Texten ist zu lesen, daß Gegenstände aus der Natur sich am besten zur Penetration eignen; sie empfehlen Rettiche, Mangos und Flaschenkürbisse neben den gebräuchlicheren Bananen, Möhren, Gurken und Zucchini. (Eine verrückte Werbetexterin sagte einmal: »Gott sei Dank haben Zucchini Riffeln!« Ich benutze beim Sex mit Gemüse jedoch immer Kondome, um Kontakt mit Pestiziden zu vermeiden.) Faszinierenderweise empfahl man in der Antike auch ein mit Öl geschmeidig gemachtes Schilfrohr und einen Pflanzenstengel, der in heißes Wasser getränkt wurde, wobei er aufquoll und eine angenehme Wärme und Beschaffenheit erhielt. Das klingt verlockend. Heutzutage sind es eher Gewürzgurken (mit ihren prickelnden Höckern und Vertiefungen), Eis am Stiel (herrlich kalt, und hinterher kann man es essen), Maiskolben (vorher gut einölen) und sogar Hot dogs (feucht, glitschig, flexibel, kalt und farblich lebensecht), mit denen wir uns Lust verschaffen können. Lauschen Sie in sich hinein, welche findigen Ideen Ihre innere Venus haben mag.

2. Eine Künstlerin aus meinem Bekanntenkreis schlägt vor, Sie sollten sich das Gemüse Ihrer Wahl mit einem Kartoffelschäler auf die passende Größe oder in eine interessante Form schnitzen und nur unten am Schaft genügend Schale stehenlassen, damit es Ihnen im Eifer des Gebrauchs nicht aus der Hand rutscht. Sie sagt, sie versetzt es in eine andere Welt, wenn sie ihre Kopfhörer aufsetzt, ihre kunstvoll geschnitzte Aubergine einführt und mit dem Vibrator erbarmungslos ihre Klitoris reizt. Wenn Sie sich Ihren Gemüsepenis schnitzen, kerben Sie ihn nicht zu tief ein, sonst verliert er seine Festigkeit.

3. Fast jeder glatte, zylindrische Gegenstand läßt sich als Dildo verwenden – Kerzen zum Beispiel. Denken Sie nur daran, daß Ihre inneren Schleimhäute empfindlich sind, und nehmen Sie nichts aus Glas oder Metall und nichts Spitzes oder Scharfkantiges. Seien Sie bei Ihren Ersatzliebhabern ebenso wählerisch wie bei Männern aus Fleisch und Blut.

4. Liebeskugeln können Sie erregend von innen massieren, vor allem, wenn Sie sie mit einem Vibrator aktivieren (siehe Abschnitt Vibratoren) oder damit gehen, tanzen oder sich körperlich betätigen. Besonders geeignet sind sie für eine letztlich undurchführbare Fantasie – daß der Penis eines Mannes Ihre Vagina den ganzen Tag lang massiert. Sie können auch einen Vibrator in Ihren Anus einführen und auf die Liebeskugeln jenseits der sensiblen Trennwand richten.

5. Bei den Japanern gibt es eine leicht variierte Version der Liebeskugeln, die Rin-no-tama-Kugeln heißen. Eine der kleinen Messingkugeln ist hohl, die zweite enthält einen schweren Metallkern oder Qecksilber, so daß beide Kugeln ständig gegeneinanderrollen. Führen Sie sie in Ihre Vagina ein – die hohle Kugel zuerst –, und sichern Sie sie mit einem Tampon. Jede Beckenbewegung läßt sie herumkullern und stimuliert Sie erbarmungslos von innen.

6. Die meisten Sexshops und Erotikkataloge bieten ein Kleinod an, das ein wahres Trainingsgerät für Ihren PC-Muskel darstellt. Es basiert auf der Idee, daß dieser Muskel sich leichter kräftigen und anspannen läßt, wenn er auf spürbaren Widerstand stößt. Es handelt sich um drei elastisch verbundene Liebeskugeln unterschiedlicher Dicke. Dieses Fitneßgerät können Sie nicht nur zur Kräftigung der Liebesmuskeln verwenden, sondern auch als lustspendenden Dildo.

7. Eis eignet sich wunderbar zum Liebesspiel. Reiben Sie Ihre Brustwarzen, Schamlippen, Klitoris und die Innenseiten Ihrer Vagina mit einem Eiswürfel ab. Sie können das Eis erst einige Zeit bei Zimmertemperatur stehenlassen oder unmittelbar aus dem Gefrierfach nehmen. Schieben Sie einen Eiswürfel in Ihre Vagina, und lassen Sie ihn schmelzen, während Sie Ihre Vulva massieren oder Ihre Schamlippen mit einem Vibrator stimulieren. Einen eisigen Dildo bekommen Sie, wenn Sie eine Gurke einfrieren oder ein extrastarkes und/oder großes Kondom vorsichtig mit Wasser füllen und ins Gefrierfach legen. Ein paar Stunden später schneiden Sie das Kondom auf und haben einen Eispenis, mit dem Sie spielen können.

8. Der einschlägige Fachhandel bietet ein herrliches Spielzeug an: Es nennt sich Butterfly, besteht aus einem kleinen vibrierenden Polster, das Sie auf Schamlippen und Klitoris legen und um die Schenkel schnallen. So können Sie die anhaltende Stimulation Ihrer Liebesknospe genießen und haben die Hände völlig frei für den Rest Ihres Körpers.

9. Es ist natürlich gut, auch für den übrigen Körper einiges Spielzeug zu besitzen. Als ich bei einigen sehr sinnlichen Freundinnen die Schatztruhen für das SoloIiebesspiel begutachtete (Nachttischschubladen, Schuhkartons unter dem Bett und sogar Tresorfächer), fand ich eine ganze Kollektion einfacher Kleinigkeiten, die griffbereit lagen, um die Haut am ganzen Körper zum Prickeln zu bringen: ein kleines Stück Kaninchenfell, Straußen- und Pfauenfedern, einen Staubwedel, Seidentücher, einen abgelegten Satinunterrock, ein Spitzendeckchen, schwarze Lederhandschuhe, einen kleinen Gummiball, Wollfäustlinge, den Noppenaufsatz eines längst ausrangierten Vibrators, ein satinglattes Holzei, eine Kollektion Fingerhüte für jeden Finger, Seidenblumen, einen weichen, kuscheligen Teddybär, ein altes gewebtes Platzdeckchen, ellbogenlange Baumwollhandschuhe, ein Stück von einem Autositzbezug aus Perlen, Filzstücke, einen Waschhandschuh aus Frottee, einen großen, flauschigen Make-up-Pinsel, die Rüsche eines Taftpetticoats, Klettband und eine lange Kleopatraperücke von einem alten Halloween-Kostüm. Ob Sie solche hautstimulierenden Spielsachen nun ganz allein oder mit Ihrem Liebhaber benutzen, sie bieten Ihrer inneren Venus immer einen lustvollen Anreiz, zum Vorschein zu kommen.

10. Auch wenn niemand darüber spricht, finden unzählige ganz normale, anständige und gesunde Frauen, daß liebevolle Fesselspiele eine heiße, intensive und gewagte Erweiterung ihres Repertoires für den Solosex darstellen. Falls Sie schon an solche Praktiken gedacht haben sollten, sie Ihnen aber doch zu heikel sind, bietet das

Solospiel eine wunderbare Möglichkeit, Ihre aufkeimenden Fesselungsfantasien ganz für sich allein auf lustvolle und sichere Weise auszuleben – und der glühenden Kleopatra in Ihrer Persönlichkeit ein besonderes Vergnügen zu bereiten. Der Fachhandel für Erotikbedarf bietet Handschellen, Peitschen, Augenbinden und Ketten in allen Variationen an, doch für all diese Utensilien gibt es auch in Ihrem Haus geeigneten Ersatz. Schals, Strümpfe, Büstenhalter und Höschen lassen sich hervorragend als Handschellen oder Augenbinden verwenden; kurze Halskettchen, Bänder oder lange Perlenketten eignen sich als dekorative Sklavenhalsfesseln; Gürtel, Handtücher, Staubwedel und Pingpongschläger können Sie zur sinnlichen Selbstgeißelung benutzen. Eine Freundin von mir, die eine ausgeprägte Vorliebe für die Stimulation ihrer Brustwarzen hat, benutzt gern gepolsterte Wäscheklammern, die ihre Brustwarzen lustvoll kneifen und ihr eine Hand frei für andere verrucht-sinnliche Zärtlichkeiten lassen. (Wenn Sie keine gepolsterten Wäscheklammern haben, können Sie Wattebäusche oder Tücher als Polster nehmen.) In erotischen Büchern wie *Die Geschichte der O* finden Sie eine Fülle weiterer Anregungen für die spielerische Unterwerfung und eine erotische Einstimmung, die süßen Qualen der Leidenschaft zu erkunden.

11. Unerwartete Lust läßt sich auch aus dem Spiel mit Dingen ziehen, die eigens für den Anus gedacht sind. Je nach Ihren persönlichen Vorlieben können Sie kleine Dildos, Möhren oder Gurken einführen, die ein herrliches Gefühl der Fülle vermitteln, oder aber spezielle Analstöpsel, die größer sind und die enge Analöffnung durch Dehnung reizen. Was immer Sie in den Anus einführen, sollte glatt, nicht scharfkantig sein und eine wulstige Verdickung am unteren Ende haben, damit es nicht ganz hineinrutscht. Vor allem sollten Sie immer für besonders gute Gleitfähigkeit sorgen. Wenn Ihr Analspielzeug an Ort und Stelle sitzt, haben Sie beide Hände frei für andere erogene Zonen. Eine Frau, die mit ihrem Partner begeistert Analsex genießt, erzählte mir, daß sie beim Sololiebesspiel gern mit den Fingern einer Hand ihren After streichelt, aus dem ihr Analspielzeug herausragt, und mit der anderen ihre Klitoris massiert. Eine andere lustbetonte Frau erklärte: »Wenn ich wirklich schnell kommen will, führe ich einen speziellen Gummistöpsel in meinen Hintern ein und streichele mich mit der linken Hand in der Vagina. Meine Scheidenwände werden dann wie warmer Pudding, und der Stöpsel gibt mir das Gefühl, so weit und gedehnt zu sein, daß sich mein ganzer Körper öffnet und kommt.«

12. Wasser bietet eine Fülle sinnlicher Spielmöglichkeiten. Setzen Sie sich vor den heißen, starken Wasserstrahl in einem Whirlpool. Benutzen Sie ein Bidet, oder gießen Sie einfach warmes Wasser über Ihre Genitalien. Legen Sie sich in der Badewanne mit der Vulva direkt unter den Wasserhahn und drehen Sie ihn weit auf, vielleicht abwechselnd heiß und kalt. Nehmen Sie den Brausekopf Ihrer Dusche ab, und lassen Sie den Wasserstrahl aus einiger Höhe wie tausend winzige Finger schnell über Ihre Genitalien rieseln. Marilyn Chambers, der Star des klassischen Pornofilms *Behind the Green Door,* sagt: »Ganz toll ist ein Duschschlauch in der Badewanne. Das haut Sie einfach um, das schwöre ich. Sie nehmen einfach den Brausekopf ab, halten sich den Schlauch an die Klitoris und drehen das Wasser an – abwechselnd heiß und kalt; Sie gehen durch die Decke. Das ist der überwältigendste Orgasmus, den Sie in Ihrem Leben haben werden.«

13. Dann gibt es noch die Massagedusche. Natürlich eignet sich nur ein Duschkopf, den Sie von Hand bewegen können. Stellen Sie den Duschkopf auf die jeweils gewünschte Einstellung des Wasserstrahls – sprühend, pulsierend, hart, weich. Waschen Sie die Innenseiten Ihrer Schenkel und den Bauchnabel mit prickelnd heißem Wasser. Richten Sie den harten Strahl direkt auf die Brustwarzen. Verwöhnen Sie Ihre Klitoris mit einem pulsierenden Wasserstrahl. Öffnen Sie Ihre Schamlippen, und lassen Sie das warme Wasser wie Sahne über Ihre empfindlichen Stellen rieseln. Lenken Sie den Strahl mit der Hand und befingern Sie sich im rauschenden Wasser. Lassen Sie heiße Wasserströme zwischen Ihren Pobacken durchrieseln. Besprühen Sie Ihren Genitalbereich aus verschiedenen Winkeln und unterschiedlichen Abständen in kreisenden oder langgezogenen Bewegungen. Schütteln Sie den Wasserstrahl über Ihrer pochenden Liebesknospe, und halten Sie den Massagekopf in schnellen Stößen dicht an Ihren Körper und wieder weiter entfernt. Lassen Sie Ihre innere Venus herumplanschen wie ein wildes Wesen der Tiefe.

14. Vielleicht ist Ihnen noch nie in den Sinn gekommen, Ihre Dusche als Sexspielzeug zu benutzen, doch viele Frauen haben mir erzählt, daß sie es besonders erregend finden, sich unter der Dusche selbst zu befriedigen. Wie sie sagen, bringt es sie in Ekstase, das warme Wasser in sich hineinzusprühen und zu spüren, wie es ihnen über die Finger läuft, während sie ihre Klitoris reiben – es erinnert sie an einen Penis, der seine Liebessäfte entlädt. Wenn Sie solche Wasserspiele nicht mögen, können Sie die Duscharmatur auch als wunderbar andersartigen Dildo benutzen.

13. Mit leuchtenden Bändern, kleinen, weichen Blüten und dekorativen Haarkämmen können Sie Ihr Schamhaar zu einem verspielten Meisterwerk sinnlicher Kunst schmücken. Wenn Sie noch ein bißchen weitergehen möchten, probieren Sie es mit einer Intimrasur (die an sich schon ein sinnliches Ereignis ist); bewundern Sie Ihre unschuldig entblößte Eleganz und schmücken Sie sie mit einem hübschen, femininen Tattoo, das sich wieder entfernen läßt. Nach dieser ästhetischen Übung massieren Sie Ihren geschmückten Venushügel mit lustvollem Streicheln. Wenn Sie sich trauen, zeigen Sie Ihr Kunstwerk Ihrem Mann.

Kapitel 10

Venus und ihr Gespiele

»Sie müssen erkennen, was
Sie sind, indem Sie sich und Ihre Lüste kennen;
denn nur dann können Sie die
Lust geben, die Sie suchen, und die Lust, die
Ihnen gegeben wird, annehmen.«

ASHLEY THIRLBY, *Tantra*

Nachdem Sie nun alle erotischen Zentren Ihres Körpers und Ihrer Seele erweckt und gelernt haben, sich auf unzähligen verschiedenen Wegen zu den höchsten Gipfeln sexueller Ekstase zu bringen, ist es an der Zeit, Ihren Gespielen einzubeziehen. Natürlich haben Sie in der ganzen Zeit, in der Sie sich mit den bislang beschriebenen Übungen befaßt haben, auch mit Ihrem Mann geschlafen, und sicher hat er von Ihren rasch sich entwickelnden Qualitäten einer Venus profitiert; aber haben Sie Ihre heißeste autoerotische Erfahrung und Leidenschaft mit ihm geteilt? Sind Sie zum Beispiel auf die Idee gekommen, Ihren Partner zu fesseln und zuschauen zu lassen, wie Sie in Ihrem eigenen inneren Rhythmus beben, pulsieren und sich winden? Wenn nicht, dann ist es jetzt an der Zeit, ihn in Erstaunen zu versetzen. Doch obwohl Sie sich mittlerweile zum göttlichen Vamp gemausert haben, sind Sie vielleicht anfangs noch ein bißchen schüchtern, Ihre intimen Regungen und Gefühle ganz offen zu zeigen. Es gibt jedoch viele gute Gründe, etwaige Bedenken über Bord zu werfen.

Grund 1: Nach neueren Forschungsergebnissen erleben viele Paare den besten Sex, wenn sie sich vor oder während des Geschlechtsverkehrs selbst oder gegenseitig mit autoerotischen Praktiken stimulieren. Das bringt Abwechslung (ein wichtiger Faktor in jeder langjährigen Beziehung), Würze und wechselseitiges Vertrauen, zeigt dem Partner die eigene Verletzlichkeit und vertieft die Intimität erheblich. Dr. Andrew Stanway erklärt in seinem Buch *The Art of Sensual Loving*: »Der Wert der Masturbation ist in keiner Liebesbeziehung zu überschätzen.«

Grund 2: Sie können die Glut Ihres Liebhabers erheblich schüren, wenn Sie einfach nur Ihre Brustwarzen drehen oder Ihr Liebesdreieck streicheln. Was glauben Sie, weshalb in Pornofilmen so oft Frauen bei der Masturbation zu sehen sind? Weil Männer stark visuell orientiert sind und den Anblick einer Frau, die sich vor Leidenschaft windet, höchst erregend finden. Die Tatsache, daß Sie lüstern und vertrauensvoll genug sind, ihm diesen intimen, erregenden Anblick von *Ihnen* zu erlauben, ist für ihn eine ganz besondere erotische Vergünstigung. Ein Mann sagte mir einmal: »Wenn eine Frau die volle Kraft Ihrer Sexualität entfaltet, indem sie ihren eigenen Körper liebt, und wenn *sie mich das sehen läßt*, gibt sie mir die Freiheit, meine erotischste Seite auszuleben und uns in Gefilde zu tragen, die keiner von uns je zuvor erlebt hat.«

Grund 3: Es nimmt der Rolle der Empfangenden die Passivität. Selbst im Partnersex müssen Sie die Verantwortung für Ihre eigene Leidenschaft, Erregung und orgastische Lust übernehmen. Daher ist es sehr ermutigend zu wissen, daß Sie nicht nur einfach auf die Aktivitäten Ihres Partners reagieren und eingehen müssen, sondern auch eigene lustvolle Initiativen beisteuern können. Und wie durch eine magische sexuelle Osmose stellt sich dann heraus, daß es den Tanz für Sie beide wesentlich erregender gestaltet, wenn Sie den Takt bestimmen, der Ihnen gefällt.

Grund 4: Auf diese Weise lernt Ihr Mann am besten Ihre sexuellen Wünsche und Bedürfnisse kennen. Sie können ihm zum Beispiel zeigen, daß Ihr Körper sich stärkeren Gefühlen entgegenwölbt, wenn er nur leicht berührt wird, aber zurückschreckt, wenn er zu hart angefaßt wird. Sie können ihn sehen lassen, daß Ihre Vulva sich ihm öffnet wie eine honigtriefende Blüte, wenn Ihre Brustwarzen im richtigen Winkel gedreht werden. Männer möchten wissen, daß ihr sexuelles Können und ihre Potenz ihre Partnerin auf den Gipfel der Ekstase treibt. Aber vergessen Sie nie, daß sie meist völlig verblüfft sind, wenn sie erfahren, was eine Frau *wirklich* erregt. Wie provozierend erfrischend muß es da sein, wenn Sie ihm auf unbedrohliche und äußerst verführerische Weise genau zeigen, wie er Sie im Bett wild machen kann.

Grund 5: Sie können auch von Ihrem Partner heiße neue Tricks lernen. Kurze Zeit, nachdem ich durch den Vibrator meine Sexualität neu entdeckt hatte, lernte ich Michael kennen, einen hingebungsvollen, natürlich-sinnlichen Liebhaber. Manchmal nahm ich meinen Vibrator mit ins Bett, wenn wir zusammen waren, aber am liebsten schaute Michael mir zu, wenn ich mich zwischen den Beinen streichelte, bis ich anschwoll, mich wand und köstlich sinnliche Feuchtigkeit aus mir heraussickerte. Er sah auch gern zu, wenn ich mich mit meinen Fingern zum Orgasmus brachte, und sagte oft, das sei das Erotischste, was er je gesehen habe. Auch ich sah ihm gern dabei zu. So lernte ich vieles von dem, was ich heute darüber weiß, den Penis eines Mannes zu erregen. Indem ich zuschaute, wie er sich Lust bereitete, erfuhr ich zum Beispiel von der Technik ›ein langsamer, fünf schnelle Striche‹, die fast jeden Mann zum Wahnsinn treibt.

Autoerotische Zärtlichkeiten können in das Liebesleben eines jeden Paares neue Spannung bringen. Doch ob Sie deren lustvolle Vorzüge nun vorab mit Ihrem Partner besprechen – um bei ihm vorzufühlen, ihn vorzubereiten und neugierig zu machen – oder sie als prickelnde Überraschung einführen, am besten ist es wohl, mit einer kleinen, nicht einschüchternden Kostprobe Ihrer Solosexspiele zu beginnen. Im Laufe der nächsten Tage oder Rendezvous können Sie dann sehen, wie Sie beide reagieren, und sich langsam an Ihre neue erotische Freiheit gewöhnen, bevor Sie sich allmählich zu einer erregenden Vorführung eines autoerotischen Feuerwerks steigern. Vermutlich fühlen Sie beide sich damit wohler.

1. Schauen Sie ihm irgendwann beim Vorspiel in die Augen, während Sie an der Spitze Ihres Zeigefingers lutschen und sie verführerisch über Ihre Lippen gleiten lassen. Fahren Sie dann mit Ihrer nassen Fingerspitze über seine Lippen, kneifen Sie Ihre Brustwarzen, oder lassen Sie den Finger in Ihre Vagina gleiten. Auch wenn Ihr Tun seine Blicke fesselt, sollten Sie ihn körperlich einbeziehen, indem Sie mit der anderen Hand seinen Körper streicheln.

2. Als Variation dieser Übung können Sie Ihren Finger auch in seinem Mund anfeuchten, bevor Sie ihn über, unter oder in Ihren Körper wandern lassen.

3. Legen Sie Ihre Hände unter Ihre Brüste, und bieten Sie sie ihm dar. Stecken Sie Ihre Brustwarzen in seinen Mund, führen Sie seine Hand an Ihre Brüste, oder spielen Sie selbst provokativ mit ihnen. Drehen, kneifen, ziehen und zupfen Sie an Ihren Brustwarzen, wie Sie es gerade mögen, damit er etwas lernt, während seine Erregung wächst.

4. Ölen Sie Ihre Brüste provozierend ein, und reiben Sie dann lustvoll Ihre prickelnden, öligen Brustwarzen sanft oder fest an seinem Gesicht, Hals, Brust, Brustwarzen, Bauch, Beinen, Pobacken, Hoden und Penis. Nehmen Sie seine Zehen, Knie, flachen Hände und schließlich seinen steifen Penis zwischen Ihre perlglänzenden Äpfel. Schüren Sie seine Glut mit Ihrem lustvollen Stöhnen.

5. Als Variation können Sie das gleiche mit eingeöltem Schamhaar, Vulva oder Pobacken machen (was mein Liebhaber besonders mag).

6. Gönnen Sie Ihrem Mann ein besonders sinnliches Vergnügen, und bitten Sie ihn, Ihre Finger zu lecken, während Sie Ihre heißesten erogenen Zonen massieren.

7. Machen Sie Fotos von sich, während Sie Ihren Körper massieren, und schicken Sie sie ihm, stecken Sie sie in seine Tageszeitung oder legen Sie sie ihm aufs Kopfkissen.

8. Manche Frauen ziehen es vor, sich die Augen zu verbinden, wenn sie sich die ersten Male vor ihrem Liebhaber selbst Lust bereiten. Meine schüchterne Freundin Milly erklärte: »Ich kann in meiner eigenen Privatwelt sein und fühle mich frei, alle möglichen ungehörigen Dinge zu machen, die mir sonst zu peinlich wären. Manchmal behalte ich die Augenbinde sogar auf, wenn wir schon angefangen haben uns zu lieben, weil das Gefühl, nicht zu wissen, was als nächstes kommt, und das gesteigerte Bewußtsein für die Berührungen so erregend sind.« Ihren prüfenden Blicken nicht ausgesetzt zu sein, kann auch für Ihren Partner befreiend sein.

9. Sie können Ihren Mann in dem unterstützen, was er mit seinen Händen tut. Eine sinnliche Verlagsleiterin aus meinem Bekanntenkreis meinte: »Es ist ein sehr intimes Gefühl, wenn mein Mann seine Finger in meiner Vagina hat und ich seine Hand streichele. Manchmal reibe ich meine Klitoris oder massiere meine äußeren Schamlippen an seinen Fingern. Es macht uns Spaß, unsere Finger völlig ineinander zu verflechten.«

10. Eine weitere Gelegenheit für eigene Intimitäten bietet sich, wenn Ihre Lippen in einem leidenschaftlichen Kuß verschmelzen und Sie die Augen geschlossen haben oder Ihrem Partner in die Augen sehen. Das ist ein guter Zeitpunkt, mit einer Hand seinen Rücken zu streicheln und mit der anderen Ihre Brüste oder Vulva zu massieren, weil er Sie ja so heiß macht.

11. Beziehen Sie die sinnlichen Vorspiele aus Kapitel 2 in Ihre autoerotischen Partnerspiele ein. Baden Sie mit ihm, und lassen Sie das Wasser und Ihre seifigen Hände über Ihre und seine Genitalien gleiten. Tanzen Sie für ihn, und schlängeln Sie dabei Ihre Hände verführerisch über Ihren Intimbereich. Streicheln Sie sich und ihn provozierend mit Blumen, Federn oder Pelz. Gießen Sie sich Wein über Brüste oder Genitalien, verreiben Sie ihn, lecken Sie sich die Finger, und pressen Sie Ihren weingetränkten Körper an ihn. Reiben Sie Eis auf Ihre Brustwarzen und in Ihre enge Lustgrotte, und lassen Sie ihn die kalten Tropfen ablecken.

12. Eine meiner Bekannten stimuliert sich gern mit dem Körper ihres Liebhabers: »Ich reibe meine Vulva an seinem Knie, Fuß oder Hinterteil. Oder ich kitzele meine Brustwarzen mit seinem Brusthaar und stecke sie zwischen seine Zehen. Manchmal schiebe ich mir seinen großen Zeh in die Vagina und benutze ihn wie einen Dildo. Natürlich befingere ich dabei die ganze Zeit meine Klitoris und schaue ihm in die Augen.«

13. Das beste Hilfsmittel, sich Lust zu verschaffen, ist natürlich die Liebesrute Ihres Mannes. Befeuchten Sie sie mit Ihren Liebessäften, halten Sie sie fest in der Hand und führen Sie sie in kreisenden Bewegungen über Ihre Klitoris, Schamlippen und Vaginalöffnung; massieren Sie Ihre Brustwarzen damit; reiben Sie Ihr Gesicht daran; und entfachen Sie die Glut Ihrer Scheidenwände mit ihr, wobei Sie sie fest im Griff halten.

14. Es gibt spezielles Sexspielzeug, das den Penis Ihres Liebhabers in ein noch erregenderes Instrument Ihrer Lust verwandelt. Allein schon die Tatsache, daß Sie eines dieser Utensilien ins Schlafzimmer bringen, dürfte seine lustvolle Fantasie anregen, noch bevor Sie angefangen haben. Penisringe aus Gummi oder Latex, die rundum mit Kügelchen oder weichen Noppen besetzt sind, lassen sich bis zum Ansatz über das Glied schieben. Sie sitzen recht eng und verstärken dadurch seine Erektion, und die Kugeln oder Noppen reiben Ihre Schamlippen und Klitoris erregend im Rhythmus seiner Stoßbewegungen. Es gibt auch Penisringe mit Reizperlen, die eng am Schaft sitzen und Sie aufs Lustvollste von innen massieren. Breite Penismanschetten mit unterschiedlichen Noppen oder Federn am Ende stimulieren Sie ebenfalls von innen und können Sie schnell zum Vaginalorgasmus bringen.

15. Der Mann meiner Freundin Liana schaut ihr gern beim Staubsaugen zu, wenn sie dabei eine Ledercorsage oder einen Spitzenteddy anzieht. Um diese langweilige Arbeit aufzulockern, massiert Liana sich dabei ab und zu ihr entblößtes Liebesnest. Und natürlich kommt es öfter vor, daß sie sich bücken muß, um eine Fluse vom Teppich aufzuheben, und ihrem Mann dann eine spektakuläre Aussicht bietet. Manchmal reibt sie auch das vibrierende Staubsaugerrohr zwischen ihren Schenkeln. Und ich habe mich immer gefragt, wie sie ihren Mann motivieren konnte, ihr bei der Hausarbeit zu helfen.

16. Männer sehen es gern, wenn Frauen beim Sexspiel mit sich selbst ihre Schamlippen weit spreizen, doch viele Frauen scheuen davor zurück, weil sie glauben, es müsse grotesk aussehen. Männer finden diesen Anblick dagegen äußerst erotisch und schön. Einer meiner Liebhaber schaute mir fasziniert zu und stöhnte: »Du bist so schön. Ja, öffne die Blume für mich.« Und schon bald konnte er sich nicht mehr zurückhalten.

17. Meine Freundin Teresa, die seit dreißig Jahren begeistert mit demselben Mann verheiratet ist, sagt, sie legt beim Geschlechtsverkehr, wenn ihr Mann oben ist, gern die Hände um ihre Pobacken, hebt sie an und massiert sie. Das erleichtert ihm ein tieferes Eindringen und stimuliert sie zusätzlich von hinten. Und wenn sie kommen möchte, kann sie ohne weiteres ihren Finger in ihren Anus gleiten lassen und den Höhepunkt provozieren.

18. Wenn er Sie von hinten nimmt, massieren Sie Ihre Brüste oder reiben Sie Ihre Liebesknospe. Vielleicht möchten Sie ihn in die Massage einbeziehen, indem Sie ab und an seinen stoßenden Penis streicheln, wenn Ihre Hand in der Nähe ist.

19. Natürlich können Sie sich bei der Liebe in jeder Position selbst streicheln, besonders geeignet ist es jedoch, wenn sie in der Löffelstellung liegen; so haben Sie die Hände und die Vorderseite Ihres Körpers frei, und jede Verlegenheit läßt sich leicht kaschieren, weil Sie sich nicht ansehen. Selbst das Geheimnis, das Ihr Mann Sie nicht tun sieht, aber an Ihren lustvollen Reaktionen spürt, ist für ihn ein versteckter Reiz. Die meisten Männer erregt es ohnehin sehr, wenn eine Frau – vermutlich durch ihn – so in Erregung gerät, daß sie sich einfach selbst erotisch berühren muß. Falls Sie also Zweifel haben sollten, versuchen Sie es doch als verlockende Einführung mit der Löffelposition.

20. Und wo wir gerade von Liebesstellungen sprechen, wenn Sie auf dem Bauch liegen und er Sie von hinten nimmt, reiben Sie doch Ihre Brustwarzen und Ihre Klitoris am Laken oder Kissen. Ihr lustvolles Winden wird seine und Ihre Glut steigern.

21. Manchmal ist es einfacher, Ihre Hemmungen aufzugeben, wenn Sie sich wie ein Flittchen zurechtmachen. Als Geburtstagsgeschenk für meinen Mann zog ich mir einmal eine rote Spitzencorsage mit Strapsen und Strümpfen (ohne Höschen!) an und ließ ihn zuschauen, wie ich auf dem Bett tanzte, mich schlängelte und verführerisch meine Blößen streichelte. Später meinte er begeistert, das sei das schönste Geschenk, das er je bekommen habe.

22. Fesseln Sie ihn und lassen Sie ihn zuschauen, wie Sie sich selbst zum Orgasmus bringen. Konzentrieren Sie sich auf Ihre Erregung, lassen Sie ihn sehen, welche Zärtlichkeiten, welcher Druck, welche Geschwindigkeit und welche Positionen Sie am meisten erregen. Wenn Sie Ihren ersten Höhepunkt hatten, binden Sie ihn los, und erlauben Sie ihm, mitzumachen und Sie zu einem weiteren Orgasmus zu bringen.

23. Nehmen Sie hin und wieder Ihren nassen Finger aus Ihrer schimmernden, feuchten Grotte, und stecken Sie ihn in seinen Mund.

24. Eine Bankangestellte, die ich kenne, sagte: »Meinen Liebhaber erregt es ungemein, wenn ich auf seiner Brust knie, mit den Beinen seine Arme einklemme und mir Klitoris und Vagina reibe. Er sagt, er sieht gern mein erregtes Geschlecht und die Ekstase in meinem Gesicht, spürt meine angespannten Muskeln, hört mein Stöhnen und riecht meinen Duft. Meist lasse ich ihm gerade genug Bewegungsfreiheit für die Arme, um seinen Penis zu streicheln und seinen Orgasmus zeitlich auf meinen abzustimmen.«

25. Wenn Sie beim Geschlechtsverkehr oben sind, bereiten Sie ihm und sich zusätzliche Lust, indem Sie sich aufrichten und Ihre rosigen Brüste massieren. Vielleicht möchten Sie gelegentlich Ihren Finger in Mund oder Vagina naß machen, um sich die Brustwarzen anzufeuchten. Oder Sie lehnen sich zurück und streicheln Ihre Klitoris, ohne Ihre Stoßbewegungen zu unterbrechen.

26. Wenn Sie besonders mutig sind, knien Sie sich über sein Gesicht und streicheln Ihre Schamlippen. Der Anblick dürfte ihm gefallen, und Sie können sich von ihm lecken lassen.

27. Eine sinnliche Freundin erzählte: »Nichts macht meinen Freund so heiß, wie wenn ich seinen Schaft streichele, bis er hart wird und die ersten Sehnsuchtströpfchen fließen. Die nehme ich auf meine Finger und stecke sie mir in den Mund oder massiere meine Brustwarzen oder meine Klitoris damit. Ich reibe mich auch gern am ganzen Körper mit seinem Samen ein. Das ist ein tolles Gleitmittel für meine eigene Massage, und ihn macht es ganz wild, wenn er mir dabei zusieht.«

28. Auch den Oralsex können Sie gut durch autoerotische Stimulation begleiten. Wenn er seine Zunge tief in Ihrer feuchten Höhle hat, können Ihre Gefühle sie so mitreißen, daß Sie alle Hemmungen verlieren, Ihre Klitoris zu massieren oder Ihre Schenkel und Brüste zu streicheln. Das gleiche Bedürfnis kann Sie auch überkommen, wenn Sie ihn küssen. Eine äußerst damenhafte Bekannte erzählte mir: »Ich fühle mich so urwüchsig, wenn ich den Penis meines Mannes lecke, daß es eine völlig andere Seite von mir zum Vorschein bringt. Ich habe keinerlei Scheu, mich dabei zu massieren und sogar mit meinen Fingern nachzumachen, was ich so mag, wenn er es in mir tut. Ich sorge immer dafür, daß er das gut sieht, weil es ihn wirklich erregt.«

29. Wenn Sie beide sich an diese Art von Liebesspielen gewöhnt haben, sollten Sie Ihren Mann ermuntern, sich vor Ihren Augen selbst zu befriedigen. Es ist äußerst erotisch, sich gegenseitig zuzusehen und mit ein bißchen Abstand auf die wachsende Erregung und den Orgasmus des anderen zu reagieren. Sie können nebeneinander oder einander gegenüberliegen, vielleicht die Beine verflochten, und stundenlang dieses Fest der Augen und Sinne genießen – oder Sie können es auch etwas aktiver angehen. Eine Braut, die ihrer Ehe offenbar einen flammenden Start bereiten wollte, erzählte mir: »Ich werde nie vergessen, wie erregend es war, als ich meinem Liebhaber zusah, der zwischen meinen gespreizten Beinen kniete, während ich für ihn masturbierte, und seinen steifen Penis über mir zum Orgasmus brachte. Keiner von uns konnte die Augen vom Geschlecht des anderen wenden, das in voller, pulsierender Blüte stand. Es war herrlich.« Falls Sie das ausprobieren möchten, versuchen Sie, einen Funken Verstand zu bewahren und zu beobachten, wie er mit seinem Liebesorgan umgeht – so erfahren Sie, wie Sie es selbst später bei ihm machen können.

30. Sololiebesspiele mit Ihrem Liebhaber am Telefon können ebenfalls äußerst reizvoll sein. Meine Freundin Sara, die jahrelang eine Beziehung über weite Entfernungen hinweg führte, erzählte: »Wenn ich mit Jeff telefonierte, hatte ich eine Hand am Hörer und die andere zwischen meinen Beinen. Ich schilderte ihm in allen Einzelheiten, was ich machte, stöhnte und keuchte ins Telefon und hielt sogar den Hörer nach unten, damit er die nassen Geräusche hörte, die ich machte. Manchmal fing ich schon an zu masturbieren, und rief seinen Anrufbeantworter an, sobald ich erregt genug war, zum Höhepunkt zu kommen – und als sexy Nachricht kam dann nur dieses langgezogene ›Ooooo‹. Solange er fort war, hat er keine andere Frau auch nur angesehen.«

31. Die beste Möglichkeit, eventuelle Eifersuchtsgefühle zu überwinden, die Ihr Mann gegen Ihren Vibrator oder Dildo hegen könnte, ist, ihn mit ins Bett zu nehmen und Ihren Mann damit spielen zu lassen. Zeigen Sie ihm, was für ein lustvolles Wesen Sie sind, wenn ein Vibrator Sie zum Orgasmus treibt, und denken Sie daran, Ihren Mann dabei ebenfalls zu streicheln. Nutzen Sie den Vibrator zum behutsamen Spiel mit Ihrem Mann. Zeigen Sie ihm, wie herrlich es aussieht, wenn Sie sich mit einem Dildo stimulieren, erzählen Sie ihm, daß Sie sich immer vorstellen, es sei sein wunderbar erigiertes Glied, und fordern Sie ihn auf, den Dildo kraftvoll in Sie hineinzustoßen, während sein eigener Liebesstab sich ein anderes Nest sucht – zwischen Ihren Brüsten, Ihren Pobacken oder Ihren Schamlippen. Vielleicht möchten Sie auch sexy Dessous anziehen und Ihrem Mann eine ganz persönliche Pornovorstellung geben, bei der Sie als weibliche Hauptdarstellerin sich in lustvoller Hingabe an Ihrem männlichen Star – den vibrierenden Dildo – winden. Wenn Sie ihn einbeziehen und ihm mehr von Ihrer Leidenschaft zeigen, als er normalerweise zu sehen bekommt, dürfte er Ihre Liebesspielzeuge wohl kaum als Bedrohung, sondern schon bald als Lieblingshilfsmittel gemeinsamer Liebesspiele sehen.

32. Meine Freundin Catherine hat einen sehr überzeugenden Vorschlag, wie Sie Ihren Mann in Ihre Vibratorspiele einbeziehen können. Sie sagt, wenn ihr Mann sie von hinten nimmt, hält sie sich oft den Vibrator fest an Schenkel, Venushügel oder Klitoris. Das steigert nicht nur ihre leidenschaftliche Glut, sondern vermittelt auch seiner Liebesrute durch ihr pulsierendes Fleisch prickelnde Vibrationen. Wenn er sie von vorn nimmt, legt sie manchmal einen kleinen vibrierenden Dildo zwischen ihre und seine Genitalien, der sie beide bei jedem Stoß mit kräftigen Vibrationen durchzuckt.

33. Erinnern Sie sich an die Vorschläge (Kapitel 9), sich einen Vibrator auf den Handrücken zu schnallen, während Sie sich mit den Fingern Klitoris, Scheide oder G-Punkt massieren? Statt Ihrer eigenen Hand können Sie auch seine verführerisch zwischen den Vibrator und Ihren bebenden Körper schieben. Es dürfte ihm gefallen, unmittelbar an Ihrer wachsenden Erregung teilzuhaben.

34. Ob nun mit oder ohne Vibrator, das Erregendste dürfte für Ihren Mann wohl sein, wenn Sie sich in die Höhen kurz vor dem Orgasmus treiben, während er fasziniert zuschaut, dann plötzlich innehalten, ihm glühend in die Augen sehen und stöhnen: »Komm, fick mich!«

Kapitel 11

Tägliche Aphrodisiaka

»Sie lernte, sich in ihrem
Körper zu Hause zu fühlen, sich selbst
die beste Freundin und ihr bevorzugter
Liebhaber zu sein.«

TEE CORRINNE,
Dreams of the Woman Who Loved Sex

»Ich nehme mir jeden Tag die Zeit, mich selbst zu befriedigen, und wenn ich mich ins Badezimmer einschließen, das Mittagessen ausfallen lassen oder meinem Partner sagen muß, daß er mich eine Stunde allein lassen soll. Wenn ich das nicht täte, wäre ich bei der Arbeit völlig gestreßt, als Geliebte langweilig und in der Familie und unter Freunden ungenießbar. Sie haben etwas Besseres verdient, und ich ebenfalls.«
ANNE, Chefsekretärin

»Meine Sexualität gibt mir das Gefühl, lebendig und wichtig zu sein; und ich fühle mich gut dadurch.«
SANDY, Hausfrau und Mutter von sechs Kindern

»Es gibt mir ein gutes Gefühl zu wissen, daß wir Frauen sehr viele verschiedene Seiten haben und professionell und sexy zugleich sein können.«
JENNIFER, Computerspezialistin

»Je mehr Zeit ich mir nehme, eine Verbindung zu meiner inneren Sinnlichkeit herzustellen, um so besser

läuft es. Das bringt meine Sexhormone auf Trab, und die Männer fühlen sich von mir magnetisch angezogen.«
LELIA, Anwältin im Ruhestand

Wie beim Fahrradfahren geht Ihnen das Talent, die autoerotische Venus in Ihnen zu entfesseln, nicht verloren, wenn Sie es nicht ständig üben. Allerdings habe ich festgestellt, daß die positiven Effekte, die ihre aktive Einbeziehung in Ihr Leben mit sich bringt – bessere Gesundheit, mehr Wohlbefinden und Energie; weniger Streß; mehr Selbstvertrauen; leidenschaftliche körperliche Liebe; eine stark sexuelle Ausstrahlung – erst umfassend zur Geltung kommen, wenn Sie das Thermostat Ihrer Sololust durch regelmäßige Übung auf hoher Stufe halten. Kluge, erotische Frauen wie die oben zitierten frönen Ihrer Lust und der ihrer inneren Venus tagtäglich – und sei es auch nur fünf Minuten lang. Denn sie wissen intuitiv, daß die Lust am eigenen Körper nicht nur unerläßlich für ihr körperliches, emotionales und mentales Wohlbefinden ist, sondern haben darüber hinaus auch das Gefühl, daß sie ein kostbares Geschenk ist, das sie so oft wie möglich auspacken möchten.

Ebenso wie sie sollten auch Sie sich die gleiche Liebe und Zuwendung gönnen, die Sie einer Liebesbeziehung ganz selbstverständlich widmen würden. Damit halten Sie die Liebe (und den Liebhaber) frisch, leidenschaftlich und lebendig. Und das gleiche gilt für die Liebesaffäre mit sich selbst. Planen Sie also Zeit für Ihre Sinnlichkeit ein; delegieren Sie Haushaltspflichten an Kinder, Partner oder Haushaltshilfen; geben Sie eine Stunde im Fitneßcenter auf; lassen Sie einen Kaffeeklatsch ausfallen (ihn ganz aufzugeben ist natürlich undenkbar); knapsen Sie eine halbe Stunde beim Einkaufen ab; veranlassen Sie alles Nötige, um

Ihrem Sololiebesspiel Priorität einzuräumen. Vergessen Sie nie, daß Sie es *verdient haben*, in einem blühenden Garten sinnlicher Lüste zu leben. Und als Venus erstreckt sich Ihr sinnliches Reich auf alle, die Sie lieben und mögen.

Aphrodisiaka für jeden Tag

Selbst wenn Sie die meistbeschäftigte Frau der Welt sind, können Sie sicher jeden Tag Zeit für mindestens eins der schnellen und einfachen Aphrodisiaka finden, die Ihre sinnlichen Energien wach und Ihre innere Venus bei Glut halten.

- Lassen Sie bei der morgendlichen Dusche das Wasser über Ihre herrlichen Genitalien laufen. Beim Waschen massieren Sie Ihre Klitoris, und tauchen Sie einen seifigen Finger in Ihre Vagina.
- Wenn Sie sich abtrocknen, reiben Sie das Frotteetuch an Ihrer weichen Vulva.
- Wenn Sie sich mit Bodylotion einreiben, massieren Sie Ihre Brustwarzen etwas länger als sonst.
- Bewundern Sie Ihren nackten Körper, wenn Sie sich anziehen. Putzen Sie sich heraus, posieren und spielen Sie.
- Berühren Sie liebevoll Ihre Vulva, wann immer Sie im Bad sind.
- Lassen Sie sich den ganzen Tag über von Geräuschen, Gerüchen, hübschen Bildern, dem Bewußtsein für Ihre sexuellen Säfte, dem Anblick voller Lippen, provozierenden Werbungen oder dem Mondschein stimulieren.
- Streicheln Sie auf dem Weg zur Arbeit einen Baum.

- Sensibilisieren Sie Ihre Klitoris jeden Tag, indem Sie sie mindestens zehn Minuten lang zärtlich streicheln.
- Wälzen Sie sich auf Pelz.
- Pressen und reiben Sie Ihre Oberschenkel aneinander, vor allem auf Fitneßgeräten.
- Machen Sie Ihre Gymnastikübungen nackt.
- Üben Sie Ihren PC-Muskel, wann immer Sie daran denken; auch bei einem Meeting wird niemand es bemerken.
- Stellen Sie sich mit geschlossenen Augen in den Wind, öffnen Sie die Handflächen und atmen Sie die Frische ein.
- Betrachten Sie sich immer wieder kurz im Spiegel.
- Erfinden Sie eine heiße Fantasie, wenn Sie im Bus zur Arbeit fahren, am Bankschalter Schlange stehen oder beim Friseur unter der Trockenhaube sitzen.
- Suchen Sie Ihr Mittagessen nach Farbe und Duft aus. Schwelgen Sie im Anblick und Duft des Essens, lecken Sie genießerisch daran.
- Umarmen Sie mindestens einmal täglich Ihre innere Venus im Geiste. Ebenso wie Sie blüht auch sie durch Liebe, Zuwendung und Lob auf. Fragen Sie sie um Rat, was Sie anziehen sollen.
- Genießen Sie ein Eis am Stiel mit Schokoladenüberzug. Reiben Sie es an Ihre Lippen und alle Körperteile, die Sie in der jeweiligen Situation erreichen können.
- Wann immer Sie sich im Spiegel betrachten, sagen Sie sich: »Ich liebe dich. Du bist intelligent, stark, sexy, schön und unwiderstehlich.« Wenn niemand zuschaut, werfen Sie sich einen Kuß zu.
- Massieren Sie sich beim Telefonieren Gesicht, Hals und Brüste.
- Richten Sie Ihre Aufmerksamkeit ab und an auf Ihre *hara* (eine Stelle gut fünf Zentimeter unterhalb

des Bauchnabels), die bei Spezialisten der Kriegskunst als Körperzentrum der Schwerkraft und Macht gilt. Das versetzt Sie sofort in die Gegenwart und die Welt der Sinne. Lassen Sie sich treiben, während Sie Ihre eigene Sinnlichkeit erfahren, und verharren Sie reglos, oder streicheln Sie sich ausgiebig.

- Tanzen Sie Hula, während Sie Akten ablegen oder staubwischen.
- Masturbieren Sie an den exotischen Orten, an die Sie tagtäglich kommen – auf der Toilette Ihrer Arbeitsstelle, in einer Telefonzelle, einer Restauranttoilette, in einem fremden Garten oder einem leeren Konferenzraum.
- Spüren Sie in der S-Bahn die starken Vibrationen, die Ihnen durch Füße und Beine bis in Schenkel und Unterleib steigen. Lassen Sie Ihren Körper mitvibrieren.
- Legen Sie bei der Hausarbeit kurze Zwischenspiele mit dem Vibrator ein – zehn Minuten angezogen auf der Couch mit dem Vibrator, zehn Minuten staubsaugen, wieder zehn Minuten auf der Couch, zehn Minuten staubwischen und so weiter.
- Spülen Sie nackt Geschirr.
- Kritzeln Sie Zeichnungen von Körperteilen und anderen sinnlichen Dingen. Beschreiben Sie in Ihrem Tagebuch all die erotischen Dinge, die Sie an diesem Tag gesehen, gerochen, berührt, gehört und getan haben.
- Befummeln Sie im Lebensmittelgeschäft die Gurken und Zucchini.
- Betrachten Sie Ihre Solospiele als eine Art Meditation. Schließen Sie die Augen, und lassen Sie sich von den Alphawellen davontragen, die die Berührung des Vibrators mit Ihren erogenen Zonen in Ihrem Gehirn auslöst. Stimmen Sie sich auf Ihre

sinnliche Intuition, Ihre Tagträume und kreativen Säfte ein.

- Wenn Sie abends im Bett liegen, massieren und lieben Sie Ihren Körper. Schlafen Sie mit dem Gedanken ein, daß Sie ein sinnliches Wunderland, eine berühmte Verführerin oder die Erfüllung der erotischen Träume Ihres Mannes sind.

Für besondere Gelegenheiten

Wenn Sie Zeit haben, sich länger und ausgiebiger mit Ihrer inneren Venus zu beschäftigen, verwöhnen Sie sich mit:

- einem stundenlangen heißen Bad bei Kerzenlicht, Musik und Wein.
- einer ausgedehnten Beschäftigung mit der ›Saat der Sinnlichkeit‹ (Kapitel 2).
- den heißesten, ausgiebigsten Fantasien und Rollenspielen, die Sie sich ausdenken können, unterstützt durch Spielzeug, Kleidung und Utensilien.
- dem Ritual vor dem Spiegel der sinnlichen Verwandlung, mit oder ohne Vibrator.
- stundenlangen Zärtlichkeiten, mit denen Sie sich mindestens fünfzehnmal fast bis an den Höhepunkt bringen, bevor Sie sich explosionsartig zum Orgasmus kommen lassen.
- stundenlangen Zärtlichkeiten, mit denen Sie sich mindestens fünfzehnmal zum Orgasmus bringen.
- einem Pornovideo, begleitet von Kerzen, Räucherstäbchen, Wein und einem Vibrator.
- einem mußevollen Nachmittag mit einem imaginären oder echten Liebessklaven.
- einer ausgiebigen Selbstmassage mit Ölen der Aromatherapie oder in einem heißen Bad.

- zwei Stunden, in denen Sie erotische Literatur lesen oder schreiben und sich dabei die Brüste oder Genitalien massieren.

Wenn Sie sich einmal besonders verwöhnen möchten, versuchen Sie es mit dieser sinnlichen Tantrameditation:

Stimulieren Sie sich, bis Sie den Gipfel der Erregung erreicht haben, dann schließen Sie die Augen und konzentrieren sich auf Ihre *entspannte* Atmung. Stellen Sie sich vor, Sie seien *in* Ihrem Damm oder Ihrer Klitoris. Spüren Sie dort ein Gefühl, eine Hitze, ein Prickeln, eine Form, eine Farbe oder ein Geräusch. Stimulieren Sie sich weiter, atmen Sie Energie in diesen Bereich Ihres Körpers, und lassen Sie diese Empfindung sich beim Ausatmen ausdehnen. Nach einer Weile verlagern Sie die Aufmerksamkeit weiter hinauf in Ihren Unterbauch und spüren dort eine andere Empfindung. Das wiederholen Sie bei Ihrem Bauchnabel und Ihrem Herzen. Während Sie die Wärme und Liebe in Ihrem Herzen spüren, lassen Sie sich schließlich zu einem Orgasmus kommen, der wunderbar durch Ihren ganzen Körper wogt. Tauchen Sie eine Weile in Ihr sinnliches Nirwana ein, bevor Sie wieder in Ihre Alltagswelt zurückkehren.

Ihre innere Venus bringt nicht nur Ihnen Lust, Vertrauen und Freude, sondern durch Sie auch allen anderen Menschen in Ihrem Leben. Eine ganze Welt voller Frauen, die in voller sinnlicher Blüte stehen, wäre tatsächlich ein wunderschöner Garten. Haben Sie also keine Angst, verrucht und unanständig zu werden wie all die Liebesgöttinnen der Mythologie und des realen Lebens, über die Sie in diesem Buch gelesen haben. Im Gegenteil, seien Sie stolz auf Ihre facettenreiche, lustvolle Kreativität. Erinnern Sie sich tagtäglich daran, daß Sie eine sinnliche, äußerst erotische Frau sind – eine echte Venus, die vom Schicksal zur Lust und Liebe geschaffen ist.

Strahlen Sie Ihre prachtvolle Sinnlichkeit ungezwungen aus, dann wird sich die ganze Welt in Ihr göttliches Reich der Liebe verwandeln.

Aphrodisierende Medien

Erotische Bücher, Zeitschriften, Musik und Videos

Aus der Fülle erotischer Bücher, Zeitschriften, Videos und Musikstücke möchte ich hier nur eine kleine Auswahl anführen, die von vielen überaus sinnlichen Frauen (unter anderem auch von mir) besonders als Einstimmung auf Sololiebesspiele empfohlen werden. Probieren Sie aus, welche Sie ansprechen. Falls Sie etwas finden, was Ihre innere Venus besonders hervorlockt und zum Spiel animiert, versuchen Sie es mit anderen Werken desselben Autors, Komponisten oder Regisseuren. Schauen Sie sich in Ihrem Sexshop, Versandkatalog für Erotikbedarf oder in Erotikzeitschriften nach weiteren Angeboten um. Stöbern Sie in der Abteilung für Erotika Ihrer Buchhandlung. Bitten Sie die Fachverkäufer Ihres Video- oder Musikladens um Empfehlungen. Tauschen Sie mit Freundinnen Vorschläge aus. Halten Sie Augen und Ohren offen und die Fühler Ihrer inneren Venus ausgestreckt; wenn Sie erst einmal anfangen, sich umzusehen, werden Sie feststellen, daß auch in Ihrem Umfeld Erotika aller Art zu finden sind. Viel Spaß bei der Suche!

Literatur

EMANUELLE ARSAN, *Emanuelle*

LONNIE BARBACH, *Verzaubere mein Verlangen. Frauen schreiben sinnliche Geschichten* (Heyne Taschenbuch Nr. 01/9129) und *Welche Farbe hat die Lust. Frauen erzählen ihre erotischen Phantasien*

WILLIAM BURROUGHS, *Naked Lunch* (deutsche Ausgabe)

John Cleland, *Fanny Hill*
Colette, *Cheri*
Nancy Friday, *Verbotene Früchte*
Naura Hayden, *Wie man eine Frau befriedigt* (Heyne Taschenbuch Nr. 01/8735)
D. H. Lawrence, *Lady Chatterly* und *Liebende Frauen*
Sue Lightfoot, *Solo für zwei* (Heyne Taschenbuch Nr. 01/10663)
Alberto Manguel, *The Gates of Paradise*
Henry Miller, *Wendekreis des Krebses*
John und Kirsten Miller, *Lust*
Anaïs Nin, *Das Delta der Venus* (von Anaïs Nin ist alles zu empfehlen)
Josef Pilger (Hrsg.), *Das Lesebuch der Lust* (Heyne Taschenbuch Nr. 01/8259)
Christine Proske (Hrsg.), *Im Labyrinth der Lust. Erotische Phantasien* (Heyne Taschenbuch Nr. 01/10674) und *Im Feuer der Venus. Frauen schreiben erotische Geschichten.* (Heyne Taschenbuch Nr. 01/8445)
Pauline Réage, *Die Geschichte der O*
Scott Spencer, *Endlose Liebe*
Louise Thomton (Hrsg.), *Samtheiß* (Heyne Taschenbuch Nr. 01/9623)
Anne-Marie Villefranche, *Die Purpurrose*
Ekstase (drei erotische Romane, Heyne Taschenbuch Nr. 50/81)
Erotik (drei sinnliche Romane, Heyne Taschenbuch Nr. 50/138)
Das Hohelied der Bibel
Im Zeichen der Venus. Frauen schreiben erotische Geschichten (Heyne Taschenbuch Nr. 01/6469)
Meine erotischen Abenteuer (Heyne Taschenbuch Nr. 01/8139)

Bildbände

Lonnie Barbach, *The Erotic Edge*
Werner Heilmann (Hrsg.), *Das Kamasutra* (Heyne Taschenbuch Nr. 01/8028)
Philip Rowson, *Erotic Art of the East* und *Primitive Erotic Art*
Ashley Thirleby, *Das Tantra der Liebe* (Heyne Taschenbuch Nr. 01/8748)
Peter Webb, *The Erotic Arts*

Zeitschriften

Penthouse (besonders wegen des Bildteils über Menschen bei der Liebe)
Playboy
Woman on Top
Tantra

Klassische Musik

Ungarische Rhapsodie Nr. 2 von Franz Liszt
Bolero von Maurice Ravel
Ouvertüre 1812 von P. I. Tschaikowskij
Scheherazade von Nikolaj Rimskij-Korssakow
Symphonie Nr. 9 (Ode an die Freude) von Ludwig van Beethoven
Canon in D-Dur von Johann Pachelbel
Romeo und Julia von Sergej Prokofjew
Meditation von Mischa Maisky, Cello
The Double Life of Veronique von Krysztof Kieslowsky
Carmina Burana von Carl Orff
Der Feuervogel von Igor Strawinsky
Suite Nr. 3 in D-Dur, von Johann Sebastian Bach
›Liebestod‹, Arie aus *Tristan und Isolde* von Richard Wagner
›Celeste Aida‹ aus *Aida* von Giuseppe Verdi
›O soave fanciulla‹ aus *La Bohème* von Giacomo Puccini
›Tu, tu, amore tu?‹ aus *Manon Lescaut* von G. Puccini
Carmen von Georges Bizet

Moderne Musik

›Leila‹ (Original- oder ›Unplugged‹-Version) von Eric Clapton
›Brown Sugar‹, ›Let's Spend the Night Together‹ und viele andere Titel von den Rolling Stones
›Fields of Gold‹ von Sting
›Lay, Lady, Lay‹ von Bob Dylan
›Knights in White Satin‹ von Moody Blues
›Black Magic Woman‹ von Santana

›Baby, Baby‹ von Smokey Robinson
›Let Me Stand Next to Your Fire‹ von Jimi Hendrix
›Stir It Up‹ von Bob Marley
›Love Me Tender‹ von Elvis Presley
Inside the Taj Mahal (Flöte) von Paul Horn
›Dream Lover‹ von Mariah Carey
›Crazy for You‹ von Madonna
›Carribean Queen‹ von Billy Ocean
Rhythm of the Saints von Paul Simon
›You Make Me Feel Like a Natural Woman‹ von Aretha Franklin
›Fly Me to the Moon‹ von Frank Sinatra
›Unforgettable‹ von Natalie und Nat King Cole
›Sweetest Taboo‹ von Sade
CrazySexyCool von TLC
›Purple Rain‹ von Prince
›Sex‹ von Morphine
›Funky Blues‹ von Charlie Parker
›Fooled Around and Fell in Love‹ von Elvin Bishop
Taj Mahal von Taj Mahal
Compact Jazz von Antonio Carlos Jobim
Nouveau Flamenco von Ottmar Liebert
Dreams von Kitaro
Enigma von Enigma
Chariots of Fire von Vangelis

Erotische Videos

Making Love
Kamasutra
Love Variations
Weibliche Sexualität